民間薬の科学

病気やケガに効く……
民間の言い伝えはどこまで科学的か！？

船山信次

SB Creative

著者プロフィール

船山信次（ふなやま しんじ）
1951年、宮城県仙台市生まれ。東北大学薬学部卒業、同大学大学院薬学研究科博士課程修了。薬剤師・薬学博士。天然物化学専攻。イリノイ大学薬学部博士研究員、北里研究所微生物薬品化学部室長補佐、東北大学薬学部助手～専任講師、青森大学工学部助教授～教授などを経て、現在、日本薬科大学教授。米国の*Pharmaceutical Biology*副編集長。日本薬史学会評議員。著書はサイエンス・アイ新書『毒草・薬草事典』や『毒があるのになぜ食べられるのか』（PHP新書）、『毒と薬の世界史』（中公新書）、『＜麻薬＞のすべて』（講談社現代新書）、『アルカロイド―毒と薬の宝庫』（共立出版）、『史上最強カラー図解 毒の科学』（ナツメ社）、『毒と薬の科学―毒から見た薬・薬から見た毒』（朝倉書店）、『アミノ酸』（東京電機大学出版局）など多数。

本文デザイン・アートディレクション：株式会社 エストール
校正：長岡恒存、壬生明子

はじめに

　かつては薬を手に入れるということは大変なことでした。そのような時代、民間薬は大きな役割を果たしていました。ちょっとした傷やかゆみを癒やしたり、熱をさましたり、セキをしずめたり、歯の痛みを止めたりという場合に、庭や近隣に生えている植物を使うことで、これらの症状を抑えられる場合があったのです。民間薬は実に身近な存在であったし、その知識は親から子へ、祖父母から孫へと伝承していきました。

　現代では事情が激変しました。上記のような症状を劇的に止める近代医薬は、日本国中どこに住んでいてもほぼ簡単に手に入るようになりました。このような時代に「虫に刺されたときには〇〇の葉をもんでつけなさい」といった解説を書き並べてもあまり意味はなかろうと思います。この本では、なにがなにに効くというような話はほとんどエピソードとして述べるにとどめ、推奨したりしていません。各種の民間薬を網羅するような記述もしていません。これらの各症状をしずめるよい近代薬がすでにある場合が多く、この目的での民間薬の実際応用の役目（出番）はもう終わっているかもしれないと考えるからです。ただ、歴史

的に著名な民間薬のかつての使われ方についてはなるべく取り上げたつもりです。

一方、民間薬といわれていた薬のうち、確実な効果が期待されるものは現在、日本薬局方(やっきょくほう)に収載されているものも多く、近代薬として生まれ変わっているものもあります。さらに、民間薬として使われていた植物成分が化学変換されて近代医薬に生まれ変わった例もあります。むしろ、かつてはあらゆる薬は民間薬だったのです。たとえば解熱鎮痛薬の定番ともいえるアスピリンのように、その起源をたどれば民間薬であったことを知らずに使っている近代医薬はけっこう多いのです。

一方、親から子へ、祖父母から孫へと代々と伝わってきた民間薬の伝統がいままさに消え去ろうとしています。民間薬の実際応用の機会がほとんどなくなってしまったためもありますが、このままにしておくと民間薬からいかにして現代薬へと改良されていったかという物語もだんだんと忘れ去られるのではないかと危惧しています。このこともこの本をまとめようと思った動機です。

1つ注意していただきたいことがあります。この本には薬の効能の記載もありますが、これらはあくまでも言い伝えられている事柄や、学術的な知見です。この本は「民間薬の科学」をまとめたものであり、「民間薬を使用しての治療法」を述べたものではないことをお断りしておきます。また、紹介した民間薬についても、それぞれの民間薬を推

奨しているのではありません。この本に書いてある情報を鵜呑みにして、みずからあるいは他人の治療に応用することはしないでください。このことは、十分に確認しておきたいところです。

　現代人はこんなことはしないでしょうが、その昔、唐では高貴な人々が不老長寿の薬と信じて水銀化合物を服用していました。当時の考えは違っていました。でも、後世の人たちから見たら同じようなことを私たちはしていないでしょうか。不断の注意が必要であると思います。

　　　　　日本薬科大学薬学部の教授室（草楽庵）にて
　　　　　　　　　　　　　　　　　　　著者識

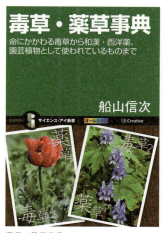

毒草・薬草事典

CONTENTS

はじめに……3

第1章　民間薬とはなにか……9
民間薬を科学する……10
民間薬と漢方薬……11
生薬と民間薬・漢方用薬……14
民間薬と配置薬・家庭薬について……16
民間薬とハーブー両者は似ている……18
薬食同源と医食同源……19
身近な毒草・園芸植物・野菜・果物と民間薬……20
日本三大民間薬……22
世界の民間薬ー民間薬はどこの世界にもある……24
これからの民間薬ー役割は変わったか?……25
現代の民間薬の科学研究……26

第2章　民間薬の歴史……27
薬の始まりは人類の文化の始まり……28
世界四大文明と薬……29
歴史上の有名人と民間薬……31
日本人と薬物との出会い……33
日本への薬物の伝来……34
漢方と蘭方の出現……35
本草綱目……37
漢方医学の衰退と復権ー民間薬は残った……38

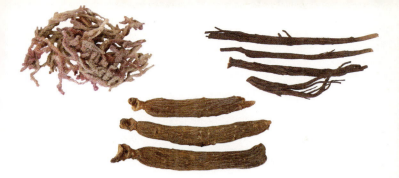

第3章　民間薬あれこれ……39

植物由来の民間薬……40

アジサイ／イカリソウ／イチョウ／イネ／ウメ／オオイタドリ／オトギリソウ／カキノキ／カリン／キャベツ／キュウリ／コクサギ／コショウ／ゴマ／サクラ／ザクロ／スイカ／ダイズ／タケニグサ／チドメグサ／チャ／トウモロコシ／トチノキ／ナンテン／ニンニク／ネギ／ハマナス／ビワ／フジバカマ／ヘクソカズラ／ヘチマ／ホップ／マタタビ／ミョウガ／ヨモギ／リンゴ／レモン

動物および微生物由来の民間薬……80

イモリ／かつお節／ガマの油／紅茶キノコ／シイタケ／ジャコウ／ドジョウ／ハエトリシメジ／ヒトヨタケ／マゴタロウムシ／マムシとハブ／ミミズ／ムカデ／ロクジョウ

第4章　民間薬と近代医薬……93

近代薬となった植物由来の民間薬……94

アロエ／インドジャボク／ウコン／オウギ／オウレン／オオバコ／カイニンソウ／カラスビシャク／カンゾウ／キキョウ／キク／キササゲ／キナノキ／キハダ／クコ／クズ／クチナシ／クララ／ゲンノショウコ／ゴボウ／サフラン／サルトリイバラ／サンショウ／シソ／シャクヤク／ショウガ／セイヨウシロヤナギ／センブリ／トウガラシ／ドクダミ／トチュウ／ニチニチソウ／ニッケイ・ハッカク・バニラ／ニンジン／ヒナタイノコズチ／ビンロウジ／ベニバナ／マオウ／ミカン／ムラサキ／モモの種／リンドウ

近代薬となった動物および微生物由来の民間薬……156

カキ／クマ／コウジカビ／タラ

SB Creative

CONTENTS

第5章　民間薬と中毒 …………………………… 159

注意が必要な民間薬関連植物 …………………………… 160

アカネ／アサガオ／オモト／キョウチクトウ／ケシ／コカ／コンフリー／ジギタリス／シャクナゲ／スイセン／大麻／タバコ／チョウセンアサガオ／トウゴマ／トリカブト／バイケイソウ／ヒガンバナ／マチンシ／メスカルボタン／ヨヒンベ

注意が必要な民間薬関連の動物・微生物および鉱物 …………… 187

亜ヒ酸／雄黄／水銀化合物／テオナナカトル／バッカク／ヤドクガエル

おわりに …………………………… 196
索引 …………………………… 198
凡例 …………………………… 200
第十六改正日本薬局方生薬等一覧 …………………………… 201
参考文献 …………………………… 204

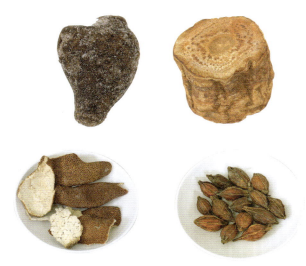

第1章

民間薬とはなにか

「民間薬」という言葉を聞いたことはあっても、それがどういう薬で、どういう使い方をするのか、わからない方は多いことでしょう。まずこの章では、民間薬とはなにか、家庭薬や伝統薬、漢方薬などとの違いについて解説します。

民間薬を科学する

みなさんは「民間薬」という言葉からどんな場面を連想するでしょう？　ゲンノショウコやトウモロコシの毛を煎じて服用したりするのは、確かに民間薬を使っている場面です。

民間薬とは、わが国の民間での言い伝えによって、種々の病気や傷に対して、一般大衆が自分自身で適用しようという薬といってよいでしょう。民間薬は世界各地にその地独特のものが存在しますし、近代医薬と思われているものには民間薬から発展してきたものもけっこうあります。また漢方薬といっているものも、もとは中国大陸における民間薬から発展し、やがてわが国に伝わって改良が加えられたものといえるでしょう。

一方、私たちがたとえ自分の判断で自分に適用したとしても、市販の葛根湯（かっこんとう）を服用したり、ケロリンや正露丸（せいろがん）、アスピリン、イブプロフェンを服用したりすることを民間薬の使用とはいわないでしょう。この場合は家庭薬の服用というべきかと思います。同じ葛根湯の服用でも、漢方診断を経て調剤された葛根湯の服用は漢方薬の服用となります。では**陀羅尼助**（だらにすけ）はどうでしょうか？　陀羅尼助の服用は家庭薬の服用といってもいいかもしれませんが、伝統薬の服用といったほうが正確かもしれません。そしてグルコサミンを配合した錠剤のなかには健康食品扱いのものもありますし、杜仲茶のように健康茶というジャンルもあります。さらにはビタミンの錠剤のようにサプリメントと呼ばれるものもあります。

私たちは、実は、近代的な医薬をはじめ、民間薬や家庭薬、伝統薬、配置薬、漢方薬、健康食品、健康茶、サプリメントなどをごちゃまぜにして「薬」と呼んでいるのです。

民間薬と漢方薬

　民間薬はそれこそ一般の人々が生活のなかで使用するものですから、安全で副作用の少ないことが条件です。そんななかで、長い時間をかけて取捨選択・自然淘汰を経て、センブリやドクダミ、ゲンノショウコ、キササゲ、カキドオシなどが民間薬として今日に残ってきたわけです。

　ここでよく混同されがちな民間薬と漢方薬との違いについてお話ししましょう。漢方薬とは、漢方で使用される薬のことです。漢方とは中国大陸から伝わった医術ですが、漢方という言葉は日本でしか使いません。江戸時代にオランダから伝わった医術を蘭方と称したのに対し、区別するために漢方という言葉ができました。この漢方で使われる薬が**漢方薬**なのです。

　漢方薬には複数の**生薬**が組み合わされて使用されます。なか

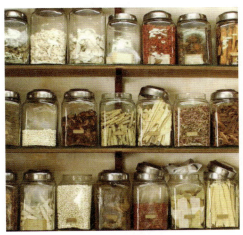

ビンに入れられて並べられた各種生薬

には独参湯(どくじんとう)のように人参(薬用人参)が単味で使用されるような処方もありますが、これは例外で、ほとんどの漢方薬は数種の生薬が組み合わされて使用されます。たとえば葛根湯は、葛根、麻黄、生姜、大棗(タイソウ)、桂皮、芍薬(シャクヤク)、および甘草が配合された漢方薬です。

民間薬の定義について『漢方薬と民間薬』(創元社、1986年)の著者である西山英雄氏は、「言い伝えによって、いろいろの病気に、一般大衆が、自分自身で適用しようという薬である」としています。この本の中で西山氏は、漢方薬と区別すべき言葉として、本草、生薬、和漢薬、漢方用薬、洋薬、家庭薬(売薬)、家伝薬、神仙薬、民間薬などを挙げています。

私たちが民間薬と称しているものと、よく勘違いされる漢方に使われる生薬や西洋生薬との関係を図面に示してみました。漢方薬というのは漢方用薬の配合によって調製される薬です。図のうち、ゲンノショウコや柿の葉はわが国独特の民間薬であり、漢方には使用しませんが、ドクダミやクコはわが国の民間薬であると同時に、中国大陸で使用されてきた漢薬でもあります。さらに、十薬や枸杞として漢方薬に配合される**漢方用薬**(または漢方処方用薬)でもあります。一方、クコの根皮を地骨皮(ジコッピ)といいますが、こちらはまず日本の民間薬では使用しないでしょうから、漢薬・漢方用薬に入れました。漢薬のなかには漢方用薬には使われない大陸独特の生薬もあるようですが、かなり特殊なものにかぎられるようなので例を示しておりません。その他に西洋生薬もあるわけです。

私は民間薬と区別すべきものとして、漢方薬、漢方用薬、家庭薬、伝承薬、配置薬、ハーブ、健康食品(トクホ／特定保健用食品)、サプリメントを含む健康補助食品、特別用途食品、薬膳料

理などを挙げたいと思います。これらのなかには民間薬と重なる部分をもつものもありますが、どう異なる点があるのかということも理解していただきたいと思います。なお、場合によっては、近代薬の一部にも民間薬とみなされているものもありますし、近代薬のなかには民間薬から発展してできたものもあります。

また、民間薬ではなく食品ですが、血液の凝固を阻止する目的で投与されるワルファリンの服用に影響をおよぼす納豆や、ある種の医薬品の代謝を阻害するグレープフルーツジュースは近代医薬の効果に影響のあるものとして注意が必要です。一方、ヒスタミンを大量に生成する可能性のあるマグロなどの赤味肉に対し、ヒスタミンの代謝を阻害する性質のある抗結核薬の存在なども、民間薬を総合的に考えるときには考慮にいれなければならない存在であろうかと思います。

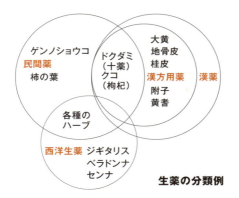

生薬の分類例

これらのなかでこの本では、できるだけ民間薬に焦点を絞ってお話ししようと思いますが、そのなかにはほかのカテゴリーとの重複と思われるものも当然入ってくると思います。その点はなにとぞご容赦ください。

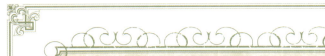
生薬と民間薬・漢方用薬

　ここで生薬という言葉について説明しておきましょう。私たちがある植物を薬として使おうとするとき、その植物を薬用に適するように調製します。たとえば、キキョウを薬として使うとき、その根を採取して水洗いし、陰干しします。このように薬として必要な部分を分け取って、水洗い・乾燥のような簡単な調製を加えたものを生薬といいます。この原稿執筆時の「日本薬局方」（厚生労働大臣が定めた医薬品の規格基準書）にも、200品目を超える生薬が掲載されています。

　生薬の種類としては、民間薬のほか、漢方に使う漢方用薬もあります。場合によってはハーブと呼ばれるもののなかにも薬として使われるものがあり、生薬と共通しているところがあるということになります。

　ここまでの解説で民間薬と漢方用薬、いずれも生薬を応用しているということは理解していただいたと思いますが、いったいなにが異なるのでしょうか？　この両者はよく混同されますので、ここではっきりさせておきたいと思います。

　ゲンノショウコという薬草があります。その地上部を採取し、ざっと水洗いして陰干しして薬として使いますが、これは民間薬の使用です。一方、これに対して漢方用薬とは、漢方薬の配合に用いられる生薬のことをいいます。先にも述べたとおり漢方薬というのは、漢方診断によって処方された薬のことです。独参湯のように薬用人参単独で用いるような例外はありますが、一般的には葛根湯のように、複数の生薬を配合して使われるのがふつうです。そして、この葛根湯に配合されている葛根や麻黄のような

個々の生薬を漢方用薬というのです。だから、ゲンノショウコの服用にあくまでも民間薬の服用であり、漢方薬の服用とはいいません。

一方、わが国で民間薬として使用されるドクダミは漢方処方にも使われます。ドクダミの生薬名は**ジュウヤク**(十薬)であり、十薬は漢方用薬でもあります。そのためドクダミを単味で服用するときには民間薬の服用であり、ドクダミが配合された十全大補湯などの服用は漢方薬の服用で、この場合の十薬は漢方用薬となります。

とかく民間薬と漢方用薬とは混同されがちなので、漢方用薬と漢方薬との違いも含め、しっかり理解しておく必要があります。

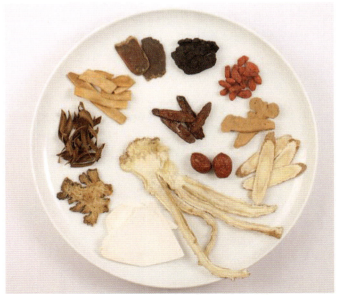

漢方処方に使われる生薬の例

民間薬と配置薬・家庭薬について

　薬として天然に産する草根木皮を使い始めた時代、薬はすべて民間薬でした。しかし、薬を生業(なりわい)として商うものが現れることによって、民間薬であったものが民間薬ではなくなるものや、西洋薬を配合しながらことさらに民間薬から現れたことを強調しているような薬、食品でありながら薬のような顔をしたもの、なんらかの効能が認められていることを強調した茶など、種々雑多なものが世の中にあふれてきて、私たちはその中でさまよっているといった状況にあります。

　頒布形態として、民間薬と配置薬の区別もしなくてはいけません。その昔、近代的な医療の恩恵を受けられない人々が配置薬のお世話になることは多かったでしょうし、その役割は決して小さいものではなかったと思います。現在でも配置薬の形態による家庭薬の頒布は続いていますが、かつての配置

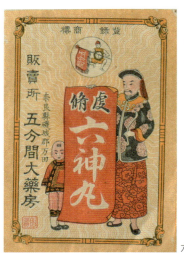

六神丸

第1章　民間薬とはなにか

薬の三流をしめた動植物を材料とした民間薬や伝承薬は、その多くが近代薬に取って代わられています。ちなみにケロリンという配置薬においてよく知られた薬も、その主成分はアスピリンであり、いわば西洋薬です。

また、いわゆる家庭薬と称されるものも民間薬と混同されがちです。ケロリンのほか、バッファリンやメンソレータム、正露丸、たこの吸いだし、赤チンなどが家庭薬として挙げられるでしょう。これに対して伝統薬というジャンルもあり、代表的なものとして万金丹や陀羅尼助、熊胆（ユウタン）、ガマの油、百草、ういろうなどが挙げられます。なお、がまの油には現在、いわゆるガマ（ガマガエル）の油は入っておらず、紫根（シコン）やホウ酸などを含む外傷軟膏です。伝統薬というよりも家庭薬に入れていいかもしれません。

このように配置薬や家庭薬のなかには、生薬由来のもののほか、近代薬である化学合成薬や抗生物質を配合したものまでも含まれていて、状況はなかなか複雑です。

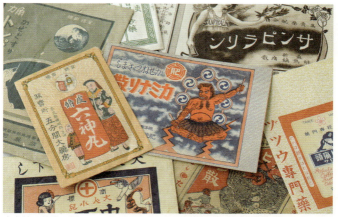
家庭薬の薬袋の例

民間薬とハーブ—両者は似ている

ハーブの多くは西洋の民間薬ともいえるでしょう。甘草を配合したリコリスキャンデー、ハッカを配合したもの、ショウガ（ジンジャー）など、よい香りを放ったり、よい味をもっているものは多くあり、なんらかのかたちで私たちの健康によい影響をおよぼしています。

なお日本のハーブといえるものもあり、代表的なものにネギやワサビ、サンショウ、ショウガ、ミョウガ、シソ、トウガラシ、ゴマなどが挙げられます。また、キンカンやカリンを配合したのど飴などもよく知られています。

園芸植物、あるいは薬草木と称されるもののなかにも、ハーブと呼ばれるものがあります。ハーブは、薬草木が特別な植物ではないこと、すなわち薬草木という別のものがあるのではないことを私たちに如実に教えてくれる植物たちです。ハーブは、使い方により、あるときは薬草木であり、またあるときは香辛料となり、さらには大部分が観賞用の植物でもあります。もとより美しい花や姿で私たちを癒やしてくれる園芸植物は、いずれも精神に作用するハーブといえるのかもしれません。

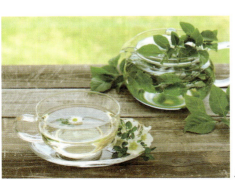

ハーブティー

薬食同源と医食同源

　医食同源あるいは薬食同源という言葉があるように、薬と食物の区別はときにつけがたいものになります。たとえば、ある種のビタミンが不足したとき、そのビタミンを豊富に含む食物はまさに薬といえるでしょう。中国の唐の時代に記された『黄帝内経太素』に、「食物は空腹を満たすときには食といい、病を癒やすときには薬という」というくだりがあります。これが薬食同源の考え方です。

　事実、スパイスとして使用されるもののなかには、生姜（生薬名：ショウキョウ）や胡椒、芥子（生薬名：ガイシ）など、生薬としても使用されるものがけっこうあります。お茶のなかにも健康指向のものがあり、ふつうのお茶（緑茶、紅茶、ウーロン茶など）のほか、クコ茶、柿茶、杜仲茶、ドクダミ茶、バナバ茶など、なんらかの健康への効果を期待したお茶が流行（は や）ったことは幾度となくあります。紅茶キノコなるものが流行ったこともありました。

　さらにはお酒のなかにも、薬効らしきものを期待したものがあります。なかでも養命酒はよく知られていますが、ほかにも自宅でつくられて飲まれるものに、ハブ酒やマムシ酒、クコ酒、マタタビ酒、冬虫夏草酒などがあります。お酒は服用量と服用の仕方によって毒にも薬にもなる典型的な例といえるでしょう。

　食べ物に関しては、「量を過ぎれば米の飯さえ毒」ともいわれます。とはいえご飯の量は、満腹感で自分である程度加減できますが、薬といわれるものの量の加減は、過ぎれば満腹感ならぬ副作用として私たちの身体に現れます。しかもそれはすぐにわからないことが多いため、薬の量は一般に専門家によって決めてもらわなければならない特殊なものとなっているのです。

身近な毒草・園芸植物・野菜・果物と民間薬

　私たちの身近には、アセビ、アメリカヤマゴボウ、イチョウ、ウルシ、エニシダ、オモト、クワズイモ、コンフリー、ジギタリス、ジャガイモ、シャクナゲ、スイセン、スズラン、トウゴマ、ドクウツギ、ドクゼリ、トリカブト、バイケイソウ、ヒガンバナ、フクジュソウ、ヨウシュチョウセンアサガオなど、有毒成分を有する毒草が多数存在します。ここで毒草といってしまいましたが、これらの植物のなかにも薬用に供されるものがあります。すなわち薬草にもなるものがあるということです。毒草と薬草の間に一線を引くことはできません。

　また、わが国で現在、園芸植物とみなされている植物のなかには、当初は薬草木として導入されたものが数多くあります。たとえばボタンやキク、アサガオは、当初は薬草木として奈良時代末期から平安時代の初期に遣唐使が中国大陸からもたらしたものでした。

　園芸植物のなかには、現在、観賞用としてしか評価されていない植物もあります。しかし、これらの植物も、少なくとも私たちの五官(眼、耳、鼻、舌、皮膚)による五感(視、聴、嗅、味、触)を楽しませ、なごませてくれるのですから、総合的に見れば、私たちの心(精神)に作用する立派な薬草木といえましょう。

　さらに台所に目を移すと、野菜や果物のなかにも、ゴボウやダイコン、ダイズ、ゴマ、コンブ、スイカ、ミカン、リンゴ、イチジクなど、民間薬としても使われるものがたくさんあります。食べ物と薬との間の共通性については、前述した「薬食同源」という言葉が中国から伝わっています。食べ物が私たちの健康を保

つ源の1つと考えれば、食べ物と薬との間に一線を引くこともまた難しいといえるでしょう。特にビタミンやミネラルが不足しているときは、これらを豊富に含む食べ物は薬そのものといってもよいくらいです。

なお「薬食同源」と似た言葉に先にも挙げた「医食同源」というものがありますが、この言葉はわが国で1972年につくられ使われ始めたものです。

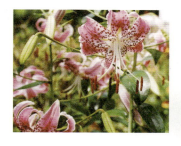
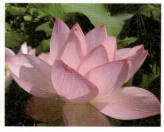
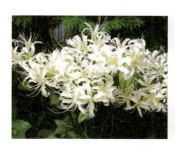
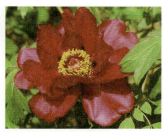

さまざまな園芸植物（なかには薬として応用されているものも多い）

日本三大民間薬

わが国には**三大民間薬**と呼ばれるものがあり、**ゲンノショウコ**（フウロソウ科）、**ドクダミ**（ドクダミ科）、そして**センブリ**（リンドウ科）がその3つです。三大民間薬といわれるだけあって、いずれも日本薬局方に収載(しゅうさい)されていますし、ドクダミは漢方にも使用されている生薬です。

民間薬に対し、「効果がそこそこでも副作用のない点がよい」と思っている方がいるかもしれませんが、副作用がないというのは神話にすぎません。このことも含めて、これらの日本三大民間薬についてお話ししましょう。

まずドクダミは、「毒溜め」が語源かと思われるドクダミの全草の乾燥品です。十種の効能があるため生薬名を十薬ともいいます。目的としては、利尿、便通、駆虫、高血圧予防、化膿部や創傷に貼るなどに使われます。

ところで、このドクダミの服用によって皮膚炎が多発している現状をご存じでしょうか？　これはドクダミに含まれるフェオフォルバイドaという化学成分のイタズラです。この化学物質が体内に入ったあと日光に当たると、光化学反応といわれる反応が起こり、皮膚に障害がでることがあります。

一方、センブリは「千振」が語源です。千回振りだしても（水の中で振って成分などをだす）まだ苦いので、この名前がつきました。生薬名を当薬(トウヤク)といいますが、これはいわば和製漢語で、センブリはわが国独特の民間薬です。しかしながら、センブリは市販の医薬品にも応用されており、皮膚の血液循環をよくする作用があるとのことで、センブリエキスの配合された頭皮の発毛剤のあるこ

とに気がつかれている方も多いのではないでしょうか。一般に頭に「イヌ」がつく植物は、似ていても役に立たないものをいいます。センブリに対してイヌセンブリという植物がありますが、こちらは苦味が少なく、センブリと同様には使われません。

　ゲンノショウコは「現の証拠」が語源で、下痢をよく止めることからこの名前がつきました。一方、便秘の際に服用すれば緩下剤（かんげざい）の作用もあるというのですから、まさに妙薬といえましょう。ゲンノショウコも日本薬局方に収載されています。ただ、ゲンノショウコはたちどころに下痢を止めるとはいわれますが、止めてはいけない下痢もありますから、なんでもかんでも服用すればよいというものではありません。

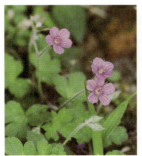
ゲンノショウコ

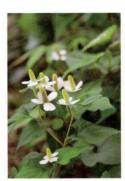
ドクダミ

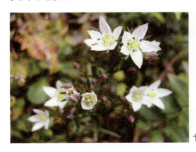
センブリ

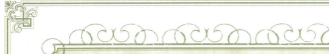

世界の民間薬－民間薬はどこの世界にもある

　民間薬のなかにはわが国独特のものもありますが、海外から伝わったものが数多くあります。中国から伝わり、漢方薬として発展したものも、もともとは中国における民間薬から発展したものだったのでしょう。

　中国における紙の発明は、中国の文化を日本に導入する際におおいに役立ちました。日本に紙が伝わったのは600年ごろのことといわれていますが、有名な正倉院に伝わる薬のリストである『種々薬帳』に記載された年号は756年（天平勝宝八歳）です。

　中国大陸から渡ってきた医療を日本では漢方といっていますが、彼の地ではもちろん漢方とはいいません。私たちが漢方薬といっている植物由来の生薬を主とした薬を、草薬（そうやく）といっています。また、私たちは漢方というととかく漢方薬のことばかりを考えがちですが、漢方には漢方薬を使う治療のほか、針灸や按摩、整骨なども含まれます。

　一方、どの民族にもたいてい強壮薬という分野の民間薬があることにも注目すべきでしょう。蛤蚧（ゴウカイ）やマムシ酒、マタタビ酒、イカリソウ、オットセイのペニスなどなど。わが国の大名たちがこぞって薬草園をつくった背景には、当時の権力者の強壮薬への執念（子孫を残す目的）があったと考えてもそう間違ってはいないと思います。

これからの民間薬―役割は変わったか?

　もともと私たちの体には自分で正常に戻す力、すなわち自然治癒力をもっています。これをホメオスタシスといいます。

　近年、米国を中心にセルフメディケーションということがマスコミでも喧伝されており、この言葉はわが国では代替治療と翻訳されています。年々、健康保険による治療費の増大が大変なこととなり、自分で治せるものは自分で治そうという動きです。

　この代替治療の分野において、民間薬はこれからも使われていくだろうし、決してなくなりはしないとは思いますが、日本におけるその役割はかなり変わってしまったとも思います。効果のあやふやなものはすでに淘汰されてしまったでしょうし、本当に確実なものは日本薬局方に収載されて歴とした医薬品となりました。したがってこのようなものについては、近代的医薬品あるいは家庭薬として入手可能なものが多くなりました。その一方で、このようにして利用されている薬の源がどのようなものであるかということが忘れられつつあるような気がいたします。私たちはこれらの民間薬のその文化的遺産としての価値を、もっと大切にすべきであると思います。

　もちろん、民間薬には新薬開発のヒントとしての価値も残っています。たとえば2015年のノーベル医学・生理学賞の受賞者の1人である屠呦呦氏は、わが国にも帰化しているキク科のクソニンジン(中国名は青蒿)からアルテミシニンという抗マラリア薬を得たことが受賞理由でした。クソニンジンは中国における民間薬でした。

現代の民間薬の科学研究

　民間薬は古くから使われてきましたが、薬と人間とのかかわり方にはその時代による変化がありました。

　たとえば、まだ学問が未発達だった時期には、薬となるものがなんらかの作用をするのは、そのものに精霊がひそんでいるなどと考えられていたのでした。だから、ある生薬は人間の形をしたものにのみ効果があるなどといわれていたのです。人間は感情の動物ですから、プラセボ効果というものもあり、このようなことがらも薬の効き目に関係があったように見えたのかもしれません。

　もとより、人間の身体には正常に戻そうという機能（ホメオスタシス）があります。たとえばちょっとしたケガをしても、自然に出血が止まり傷はふさがります。お母さんに「痛いの痛いの飛んでいけー」と言ってもらったりすると痛みもやわらぎます。それだけに人間はごまかされやすく、また、ごまかし（プラセボ）によって治癒してしまうこともあるわけです。

　しかし、その後の化学と科学の発達にともない、民間薬の化学成分が次々と明らかになり、その有効性が科学的にも化学的にもはっきりとしてきました。近年の民間薬の有効成分の研究方法の進歩にはめざましいものがあります。ただし、たとえば、民間薬から単離された有効成分の化学構造の研究手法（紫外可視吸収スペクトルや赤外線吸収スペクトル、核磁気共鳴スペクトルなどの応用）は、一般の方々には想像もつかないと思われます。私も薬学に進学して初めてこれらの手法のすばらしさとおもしろさも知ったわけですが、この本ではその手法などについて述べることはせず、得られた成果のみをつまみ食いして楽しんでいくことにします。

第2章

民間薬の歴史

この章では人類と薬との出会いや、四大文明との関係、さらには日本人と薬との出会いとその学問としての発展について述べます。

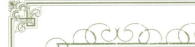
薬の始まりは人類の文化の始まり

　人類の誕生は400万年前とも600万年前ともいわれますが、いったい人類はいつから薬を使うようになったのでしょうか？　おそらくそれは、人類の誕生からまもなくのことであったことでしょう。あるいは道具のみならず、薬の使用が人類の誕生を意味するのかもしれません。人類は当初、薬というものを食べ物との関係から認識し始めたものと思います。すなわち、食べ物のなかで、ある病気のときに、ある動植物や鉱物を口にすると好転することを見いだし、これらの知識の積み重ねが薬の使用につながってきたものと考えられます。やがてこのようなときに役に立つ植物などが、初めは口伝にて家族に、そして仲間に伝わっていったことでしょう。民間薬の誕生です。そのなかには民俗薬や伝承薬、家伝薬のようなかたちで発展していったものもありました。

　薬の誕生はおおむねこのようなものであったと思います。ただ古来から、薬は誰が扱ってもまやかしものになりかねない傾向があるといわれます。そのため、だんだんと薬そのものやその使用に制限が設けられるようになってくるのは当然でした。当初は、医療は、抱えている奴隷が担当し、うまく治療できないと報復としてその奴隷を殺傷するようなかたちをとることもあったようです。やがて社会がしっかりしてくると、国家が合理的な統制をとっていくようになり、治療の専門家である医師や、薬の専門家である薬剤師も誕生し、薬局方も制定されます。薬の始まりはいずれの民族も民間薬だったといってよいと思いますが、そのなかからついには近代医薬品となっていったものもでてきました。

世界四大文明と薬

人類がこの世に現れて相当の年月が過ぎたのち、いわゆる世界の四大文明が起こりました。エジプト文明、メソポタミア文明、インダス文明、そして黄河文明です。これらの地域では、古くから重要な薬に関する遺産が残されており、まさに薬物の世界四大文明ともいえそうです。

人類の薬の使用がいつ始まったのかは明らかではありません。しかし人類には、少なくとも薬の使用をある時代からはしていたというはっきりした証拠があります。それは、人類が物事を記録する方法を見いだしてからです。このような古い記録には、支配者の個人的記録や、現在でいうところの法律に関するものが多いのですが、医療や医薬に関する記録も古くからあり、たとえばエジプトで発見されたパピルス・エーベルスとも呼ばれる紀元前1552年の文書には、すでに毒や薬の記録があります。また紀元

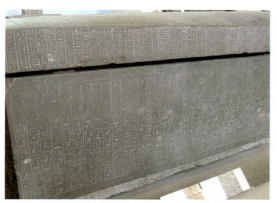

古代の象形文字の例（イギリス・ロンドン大英博物館）

前3000年のものといわれるシュメール時代の粘土板にある、楔形文字で書かれた医薬の記録の存在も知られています。

インドにおいては、古代インダス文明が栄えたのち、アーリア族が侵入し、紀元前2000～1500年ごろまでにはインド北部から次第にガンジス川流域に広がりました。そして、それまでの遊牧生活から農耕生活へと変化していくわけですが、その過程で編纂されたヴェーダと呼ばれる文学が残りました。ヴェーダのうち最古のものは「リグ・ヴェーダ」であり、紀元前1200年ごろまでには編纂されたと考えられています。このリグ・ヴェーダの中にソーマという薬物の記録があり、これがなにかは現在でも謎になっていますが、可能性の1つとしてハーマラという植物の種子（ハーマラ子）が挙げられています。これには幻覚作用のあるアルカロイド類が含まれていますので、可能性は高いと思います。

一方、中国大陸においては、半人半獣の姿の神である神農が「一日に百草を嘗め一薬を知る」というかたちで種々の薬を見いだしたという伝説があります。この伝説は紀元前2800年ごろのこととされますが、この伝説にもとづいて紀元200年過ぎころにまとめられたのが『神農本草経』です。この書物は、動・植物・鉱物由来の医薬品を毒性の強弱によって上薬（上品）・中薬（中品）・下薬（下品）に分けて解説したものです。ただ、『神農本草経』については、オリジナルはもとより、その後、陶弘景（456～536）によって註解された『神農本草経集注』（480年ごろ）も現存せず、おもに後者の本に関連する書物で推定するほかありません。

これらの事実を鑑みると、ついに文字や記録媒体（粘土板や羊皮紙、パピルス、紙など）を手にした人類は、競うように毒や薬の記録を残しており、それはまるで毒や薬の記録をしたいがための文字や記録媒体の発明であったかのようでもあります。

第2章 民間薬の歴史

歴史上の有名人と民間薬

　プトレマイオス12世の王女として生まれたかの有名なクレオパトラ7世（69～30B.C.）は、美しかったばかりではありませんでした。彼女は教養に富み、毒にも深い関心をもっていました。そして種々の毒の効果を囚人で試していたといいます。

　そのクレオパトラがオクタヴィアヌスに敗れて追いつめられ、毒ヘビにみずからを咬ませて最期を迎えたという話は有名ですが、彼女の最期についてはさまざまな想像や新解釈もあります。たとえば、その自害について現在知られているもっとも古い記録であるギリシアの伝記作家プルターク（またはプルタルコス／46ごろ～125ごろ）によれば、クレオパトラはコブラ科のエジプトコブラという毒ヘビに腕を咬ませたとなっています。しかし別の話では、自害に使ったのはクサリヘビ科の毒ヘビであるという説もあります。一方、咬ませた部位についての記述も、腕ではなく乳房を咬ませたとなっていることも多いようです。

　プルタークの記述によれば、クレオパトラは種々の毒ヘビの毒の効果を奴隷を使って調べ、熟睡した人間のように早く安らかな死を与える（い

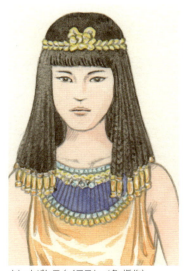

クレオパトラ（イラスト／角 愼作）

までいう神経毒作用のみを示す毒をもつ）コブラ科のエジプトコブラを見いだしたといいます。これに対しクサリヘビ科のヘビ毒は、咬まれた部位に対して強い出血作用があるばかりではなく、糜爛性で皮膚のただれや壊死も引き起こします。

毒ヘビの毒の効果について数々の実験をしていたクレオパトラが、みずからの最期に使う毒について考えをおよぼさなかったとは考えづらいことです。激しい出血や皮膚のただれや壊死を起こすような毒を選ぶことはなく、おそらくクレオパトラが使った毒ヘビはエジプトコブラだったのではないかと思うのですが……。

なお、クレオパトラには当時とても貴重だった真珠を酢に溶かして飲んだという逸話が残っています。実際には真珠は酢にすぐに溶けることはないそうですが、真珠はいまでも**チンシュ**（珍珠）と称してその粉を服用することがあります。珍珠には精神安定やかすみ目、解熱、利尿、胃酸過多、美容などに効果があるといわれています。

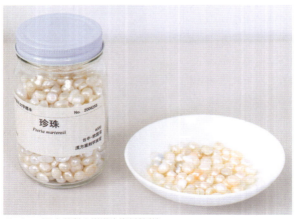

チンシュ（日本薬科大学漢方資料館蔵）

日本人と薬物との出会い

ひるがえってわが国の古代のことを見てみましょう。

わが国最古の歴史書である『古事記』は、もともとは天武天皇(生年不明〜686／在位は673〜686)の勅命で稗田阿礼(生没年不詳)が誦習した帝紀および先代の旧辞を、元明天皇(661〜721／在位は707〜714)の勅によって、太安万侶(生年不詳〜723)が撰録し、712年に3巻として成立させました。『古事記』の上巻は天地開闢から鵜葺草葺不合命まで、中巻は神武天皇から応神天皇まで、そして、下巻は仁徳天皇から推古天皇までの記事を収めています。

そして日本における植物薬使用についての記録として知られているもっとも古いものの1つは、この『古事記』にある「因幡の白兎」の話とされています。すなわち、皮をはがれた白兎が通りかかった大国主命によって、蒲の穂を敷いた上に休むようにと教えられる段があります(倉野憲司校注『古事記』、1963年)。ガマはガマ科の1年草で、その花粉を蒲黄と称して止血薬などとして内用または外用されます。この目的では、同属のヒメガマやコガマも用いられています。この話はまた、わが国最古の民間薬に関する記述ともいえるでしょう。

医療は、どの薬物文明圏においてもまず、迷信やまじない、呪術のたぐいから現れ、それがまじないなどから分離していくところにその発展が見られたといえます。日本においても、おそらく記録に残っていない多数のまじない的な医療や薬物、民間療法もあったと思われます。

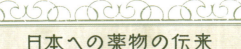
日本への薬物の伝来

わが国に本格的な薬物の知識が導入されるのは、遣唐使により、中国大陸からの知識や生薬の実物が伝わってからのことであると思います。このころには、本物の生薬類とともに、『神農本草経集注』や『新修本草』などの当時の最新知識をまとめた書籍も伝わった(岡西為人『本草概説』創元社、1977年)と考えられます。また、鑑真(687〜763)が、天平勝宝5年(753年)に来日したことは、仏教に与えた影響のみならず、彼が薬物にくわしかったといわれること、そして渡航に際して大量の生薬をもち込んでいたという記録があることからも、日本のその後の医・薬学に与えた影響は大きかったと思われます。

鑑真らは754年に奈良の都に至りますが、同時期の天平勝宝8歳(756年)、聖武前天皇の四十九日忌に際して、光明皇太后が大仏への献納という名目で集めたとされる聖武天皇遺愛の品々が奈良の東大寺大仏に奉納され、東大寺脇の正倉院に納められました。それらの品々のなかには大量の薬物もありました。そのなかのかなりのものは、時期的に見て鑑真らがもたらしたものと考えてよいと思います。その数は、納入時の記録(これを『種々薬帳』といいます)によれば60種でしたが、現存するものも38種あるといいます。これら8世紀中ごろの生薬類は、おそらく現在知られているかぎり、地上の倉に保存され続けた世界最古の薬物であり、古代に使用された生薬を知るうえで、大変貴重な資料といえます(船山信次、ファルマシア、1992)。

漢方と蘭方の出現

　江戸時代に発達をみた薬の学問を本草学といいます。本草学はもともと中国大陸から伝来し、天然に産する薬となるものの研究を指しましたが、日本における本草学は博物学的な色彩が濃厚となり、その研究対象は薬としての応用の有無にかかわらず、天然に産する動植物や鉱物一般にまで広がりました。

　一方、この時代には、オランダ医学が導入されたことから、中国大陸から伝来した旧来の医学とオランダ医学を区別するために、オランダ医学のほうを蘭方と称する一方、旧来の中国大陸から渡ってきた医学を漢方と称するようになりました。

　ここでさまざまな生薬を治療に用いる漢方の、現代における有

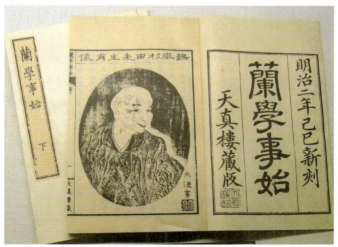

杉田玄白が『解体新書』上梓の苦心談を中心として蘭学の始まりを記した『蘭学事始』(明治薬科大学明薬資料館蔵)

用性について説明しておきましょう。漢方では病名を決めるのではなく「証」を決めることが特徴です。そして証とはすなわち薬名ですから、使用する薬剤が自動的に決まることになります。よって西洋医学においては、いわゆる「不定愁訴」といわれるような原因不明の身体の不調に対しては治療の手だてがありませんが、漢方においては、不定愁訴についても薬剤の投与が可能となるわけです。そのために現代においても、特に婦人科などでその有用性が見直されています。このような漢方で使用される生薬の混合物を「漢方薬」といい、各漢方薬の調合に用いられる大黄や葛根のような個々の生薬は、強いていえば「漢方用薬」または「漢方処方用薬」と呼ぶことができます。

これに対して、漢方には用いられないわが国独特の生薬を「民間薬」といい、ゲンノショウコやセンブリ、柿の葉などはこれにあたります。そして、おもに漢方に用いる中国大陸から渡ってきた生薬を「漢薬」、わが国で使われてきた民間薬などを「和薬」といい、この両者を合わせて「和漢薬」と呼ぶようになりました。

一方、この時代の海外に目をやりますと、イギリスの外科医であるジェンナー（1749～1823）が1796年に牛痘種痘法を発明しました。彼我の医療や科学に対する見方が段々と違ってきた時期といえるかもしれません。そのようななかで、ケンペル、ツュンベリー、シーボルトといった「偽オランダ人」たちの来訪がわが国にもたらした影響は多大でした。特にわが国と西洋における医学領域の差が大きくなった幕末近くに、鳴滝の塾を中心として西洋医学を伝えたシーボルトの影響は大きかったと思われます。

本草綱目

　ここでこのあと何度も登場してくる『本草綱目』について少し説明しましょう。本草とは先に述べたように、医薬に使われる天然物(動・植物や鉱物)のことで、『本草綱目』はそのころ(16世紀末)までに発刊された本草に関するさまざまな書物の記載をまとめたものです。この書は版を変えてその後もときどき出版されており、1930年には香港において洋綴じのものも出版されています。

　この書物は、中国の明の時代に李時珍(1518〜1593)がそれこそほぼ活躍期の一生をかけて著したもので、1552年に執筆に着手し、1578年に脱稿。刊行されたのは、彼の死後の1596年でした。全部で52巻、1892種の薬物を鉱物、植物、動物の順に16部62種に分類し、古今(当時)の文献を網羅したものです。植物は、草部、穀部、菜部、果部、木部に分けられ、さらに、たとえば草部は山草類、芳草類、毒草類、水草類などの11の類としています。この分類法は、今日の植物などの分類法とはまったく異なるものです。

　この『本草綱目』が刊行後まもなくの江戸時代初期に伝わったことは、わが国の江戸時代の本草学に大きな影響をもたらしました。なおわが国で執筆された『本草綱目』関係の書物のなかには、幕末に近いときに小野蘭山(1729〜1810)によって著された『本草綱目啓蒙』(48巻、1803年)もあります。

漢方医学の衰退と復権―民間薬は残った

　明治維新は医療にも革命的変革をおよぼしました。すなわち、ドイツ医学の採用と漢方医の消滅です。医師はすべて西洋医学を修めることになり、漢方医学が公の教育機関で学ばれる機会は失われ、医療は西洋医によって行われることとなりました。漢方医は当時開業していた一代かぎりとなり、その公的養成機関は消滅したのです。

　しかし昭和51年になって、漢方薬の一部が保険調剤の対象となりました。いわば漢方の復権のような動きであり、その理由としては不定愁訴のような西洋医学では対応できないような病気にも対応できることなどが挙げられます。

　一方、医療を目的とした化合物の化学合成が始まったのはごく最近のことです。その嚆矢（こうし）となったもののなかにはアスピリンやヘロインもありました。これらの発売は同時で、1899年のことでした。もう少しで20世紀が間近に見えてくるころのことです。そして細菌学の台頭があり、病気を引き起こす原因としての病原菌が次々と明らかになったのも19世紀から20世紀のことでした。そして人類はついに病原菌に直接対抗できる抗生物質を手にしました。さらにワクチンやビタミンやホルモンを発見し、医療に使用してきました。

　それでは、もう民間薬のでる幕はなくなったのでしょうか？　実はあとで述べますが、アスピリンは民間薬の発展形といえますし、わかりにくいかもしれませんが民間薬から発展して今日に至る現代薬はたくさんあります。むしろ現代薬を理解するためにも民間薬の知識は重要といえましょう。

第3章

民間薬あれこれ

この章ではおもにわが国で使われてきた民間薬について、原料別に解説していきます。前半は植物由来の民間薬について、後半は動物・鉱物由来の民間薬について述べます。

植物由来の民間薬

　それでは民間薬として使用されてきた植物について、名前の五十音順に眺めていきましょう。このなかには著名な海外の民間薬に使用される植物や、輸入植物、さらには史前帰化植物と称される、ごく古い時代にわが国に伝わった植物も含みます。

■**アジサイ**：梅雨時の観賞用植物であるが

　アジサイの花にはわが国の民間で解熱薬として使用された歴史があります。効果もあったとは思われますが、けっこう毒性もあります。すなわちこの植物は、フェブリフジンおよびイソフェブリフジンと命名された毒性も有するアルカロイドを含むのです。

　2008年6月、茨城県つくば市と大阪府大阪市において、季節の

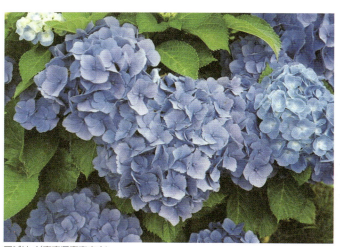
アジサイ（青森県青森市内）

彩りとして提供されたアジサイの葉を食べた人が中毒におちいった事件がありました。アジサイの葉にも上記のアルカロイドが含まれていますから、これらのアルカロイドによる中毒の可能性もあります。

■**イカリソウ**：名前はその花の形から

　日に百回交合するという羊の話があり、その羊が食べていた植物であるイカリソウから調製されたため、生薬名は**インヨウカク**（淫羊藿）と名づけられました。イカリソウには、フラボノイドのイカリインやアルカロイド類が含まれます。なおこの羊の逸話からか、イカリソウの名前がこの植物を服用したあとの男根の様子から名づけられたという俗説もあるようですが、実際にはその花の形が船の錨に似ているからというのが本当のところのようです。

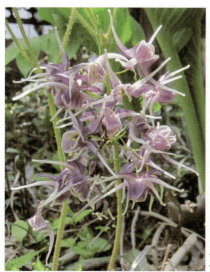

イカリソウ（宮城県仙台市太白区）

■**イチョウ**：化石にも見られる植物

　化石植物の1つといわれるほど古い歴史をもつイチョウですが、わが国ではその木材を将棋盤や将棋の駒、お盆、鉢、まな板、仏具などに使うほか、種子はギンナンとして食用や薬用に、その葉は特にヨーロッパにおいて医薬品として使用されています。またイチョウの葉は本のしおり代わりとすると、本に虫がつかないなどとして応用されています。

　イチョウに中国名を鴨脚樹（やーちゃんしゅー）や公孫樹（こんすんしゅー）などといいます。前者はイチョウの葉の形がアヒルの脚の形に似ているためであり、後者はイチョウの成長は早いものの、種子が実るのには時間がかかるため孫の代に実る木という意味があります。和名のイチョウの語源は前者の鴨脚（そーちゃん）のなまりと思われます。

　イチョウの葉はわが国からヨーロッパに多く輸出され、当地では血管拡張作用や動脈硬化の改善などを期待して服用されています。その活性を示す有効成分の1つはギンコライドというテルペノイド系の化合物です。

　イチョウの種子にはかぶれを起こさせる成分が含まれ、このものはウルシのかぶれ成分によく似た化学構造を有しています。一方、ギンナンと称される部分にも毒成分が含まれ、ギンコトキシン（4'-O-メチルピリドキシン）というアルカロイドとして認識されています。ギンコトキシンは脳内の鎮静的な伝達物質の1つであるGABAの生成を阻害することから、ギンナンの多食はけいれんなどの中毒を引き起こします。昔から「ギンナンは歳の数以上食べてはいけない」と言われてきたのは本当で、40歳の女性が60個以上のギンナンを食べて病院搬送されたような例があり、さらには中毒により死亡した例もあります。特に気をつけなければならないのは幼い子供で、たとえば5歳の子は5つまでにとどめてお

くことが得策でしょう。

　このギンナンの中毒には対処法があります。それはビタミンB_6の補給です。というのも前述のギンコトキシンはビタミンB_6に化学構造が似ており、GABAを生成する酵素の補酵素として働いているビタミンB_6の代わりに入り込んでGABAの生成を阻害するからです。

ギンナン（日本薬科大学キャンパス）

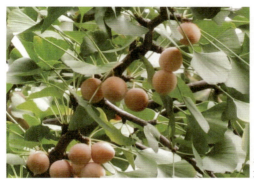

ギンナンを大量に食べて中毒を起こす機構

■イネ：腹の減らない薬

　仙台市内の漢方を専門とした薬局のディスプレーに「腹の減らない薬」というラベルが付されて稲の穂が展示されていたのを子供のときに見たことを思いだします。これはユーモアでもありますが、まさにイネはいわずとしれた腹の減らない薬でもあります。

　私たちは、いまビタミン B_1 が不足すると脚気（Beri-beri／ベリベリ）になることを知っていますが、イネの穎果（瘦果の一種）から調製される玄米にはビタミン B_1 が含まれており、玄米はビタミン B_1 不足の人には薬といってもよいものとなります。現在ではビタミン B_1 と称している化合物の存在と働きを発見したのは、わが国の鈴木梅太郎（1874～1943）で、その発表は1910年のことでした。ビタミン B_1 が不足すると脚気となることはいまでは常識となっていますが、当時は原因がわからず、脚気は脚気衝心（脚気にともなう急性の心臓障害）して死に至る大変に恐れられた病でした。当時の陸軍においては、森林太郎（森鷗外／1862～1922）軍医総監をはじめ、脚気の原因は未知の脚気菌であろうと推定していました。これにまっ向から反対したのが北里柴三郎（1853～1931）で、北里は自分の細菌学研究の経験からこの病気が病原菌によるものでないことを早くから見抜いていたのです。

　さて1910年、東京帝国大学農科大学教授の鈴木梅太郎は、東京化学会（現在の日本化学会）にて、ニワトリの脚気に有効な成分を米ぬかおよび米胚芽から抽出し、これをベリベリに対抗するという意味でアベリ酸と名づけて発表しました。この研究は翌年論文としても発表されています。のちにこのものは塩基性成分であることがわかり、イネの学名 *Oryza sativa* にちなんでオリザニン（Oryzanir.）と改名されました。

　一方、ロンドンのリスター研究所において、フンク（C.Funk、

1884〜1967)らも米ぬかから鳥類の白米病に同様な活性を示す成分を抽出しました。そしてこのものは塩基性を示すことから、生命(vital)に欠くことができないアミン(amine)ということで、ビタミン(vitamineのちにvitamin B_1 と変更)と命名され、発表されました。鈴木の発表はフンクの発表に先行するものでしたが、当初、日本国内での一部の偏狭な医学者たちの支持が得られなかったこともたたってか、現在、国際的にはフンクの業績とビタミンB_1という名前のみが残っており、実に残念なことです。鈴木の発表こそ、世界に先駆けたビタミンの発表だったのです。

かつて、ごはんのおこげは胃の薬といわれたこともあります。戦国武将として活躍した伊達政宗(1567〜1636)の手紙に、自分のお腹の調子が悪いときに侍医に「飯の黒焼き」を調合してほしい旨を書いたものが残されています。ただ、はたして効果があったのでしょうか？　伊達政宗は胃がんで亡くなったと考えられています。

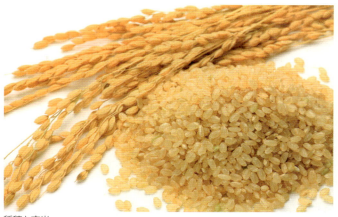

稲穂と玄米

■ウメ：語源は烏梅

ウバイ（烏梅）とはウメの果実を黒焼きとしたものです。ウメはバラ科の植物で中国大陸からわが国に渡ってきましたが、もしかしたら、生きている植物よりも先に烏梅がわが国に伝わったのかもしれません。というのは、烏梅の中国語での発音がウーメイなのです。中国からの留学生に烏梅を読んでもらったら、まさに「うーめい」でした。これが日本語のウメの名称の起源であると思います。

なお、いわゆる「赤本」（築田多吉『家庭に於ける実際的看護の秘訣』／山崎光夫『赤本の世界』2001）で推奨されて、いまは全国的に広まった梅肉エキスはウメの未熟果実からつくります。人間は実にさまざまなものを薬材として使ってきましたが、烏梅のように黒焼きとしたものも使われ、なかには赤トンボの黒焼きなどというものもあります。ちなみにウメの果肉には青酸配糖体のアミグダリンが含まれます。

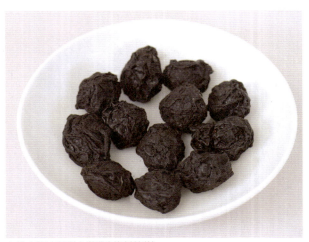

ウバイ（日本薬科大学漢方資料館蔵）

■オオイタドリ:土手のスカンポ

　タデ科のオオイタドリの根は、**ダイコジョウ**（大虎丈）という生薬名をもっています。薬用植物にはとてもじょうぶでよく繁殖するものが多いのですが、オオイタドリもその1つです。著者の小学校時代の通学路であった仙台市中心部の広瀬川の土手沿いにオオイタドリの生えていたのを思いだしてひさしぶりに訪ねたら、まだ生えていました。うれしくなり、小さな株のひとかけをもち帰ってそれを庭に移植したのが間違いで、いまは庭のあちこちから顔をだし、やっかいな存在になりかかっています。ただ、芽をだした直後は実にかわいらしいので、完全に駆除することも躊躇しています。なお近縁のイタドリは異名が実に多い植物で、本田正次ほか監修『日本植物方言集』（1972）によれば、その数は529個にもおよびます。

　これらの植物の茎をかじると酸っぱいのは、シュウ酸を含むか

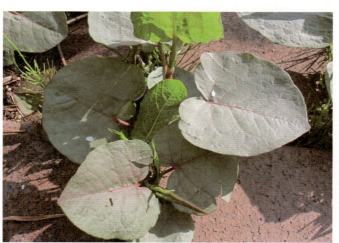

オオイタドリの若芽（宮城県仙台市太白区）

らです。そのため、多量に服用すると体内のカルシウムがシュウ酸と結合してシュウ酸カルシウムという不溶性成分となってしまい、場合によっては命に関わります。同じ仲間のスイバをスープにして多量に口にし、死亡した例もあります。

■オトギリソウ：弟を斬ったという逸話も

　鷹匠がケガの治療に使ったといわれる植物で、あるとき秘伝としていたこの植物の使用法を話してしまった弟を斬り殺してしまったことから「弟切り草」という名前がついたという話が残っていますが、真偽のほどはわかりません。この植物の葉を陽に透かすと点々と茶色の油点が見られます。そして、葉をもむと赤茶色の液体がでてきます。このような性質をもっていることから、こうした逸話が生まれたのかもしれません。

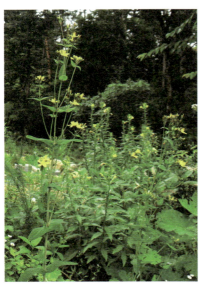

オトギリソウ

油点にはヒペリシンと称する化合物が含まれており、この化合物は光化学反応を起こし、強い抗ウィルス作用も示します。またヒペリシンに類似した化合物にファゴピリンがあります。この化合物はソバに含まれる成分で、やはり光化学反応を起こします。そのためソバを食べたあとに日光に当たると、唇のまわりがピリピリとすることがあります。

ヒペリシン　R = H
ファゴピリン　R =（ピペリジル基）

■カキノキ：しゃっくり止め、高血圧症に

カキノキの柿の字はわが国でつくられた国字であり、カキの名前の由来はその材が赤いことから、「赤木」がなまったものという説その他があります。カキノキ科の植物には熱帯に産するものが多く、たとえば南アジアからアフリカに自生する黒檀もこの仲間の植物です。

カキノキの果実は、秋の味覚として私たちにとてもなじみの深いものです。また、カキノキが実をたわわに実らせた風景はわが国の故郷の原風景とさえいえましょう。

カキの葉（柿葉）は茶として飲用されることがあります。葉には大量のビタミンCが含まれることが報告されています。また一方、柿の葉の抽出物には動物実験で血圧下降作用が観察され、その

活性成分の研究が行われましたが、解明された有効成分はフラボノール配糖体のアストラガリンとイソケルシトリンでした。これは著者の大学院修士課程学生時代の研究成果の一部でもあり、のちに学会誌 (S.Funayama ほか, 1979) にも収載されました。なお

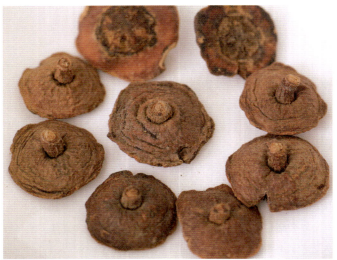

アストラガリン　R = H
イソケルシトリン　R = OH

シテイ（日本薬科大学漢方資料館蔵）

柿の葉には、「柿の葉寿司」のような食べ物への応用例もあります。
　カキノキの果実の蔕はしゃっくり止めの妙薬として昔から有名です。これを**シテイ**（柿蔕）といいますが、漢方でも柿蔕を配合した柿蔕湯があり、しゃっくり止めに使用されます。そのほか柿渋は工芸に使われたり、高血圧症に使われたりしてきました。なお柿渋にはカキタンニンと名づけられた、とても大きな分子量をもつ化合物の存在が知られています。

■**カリン**：のどの薬

　カリンはのど飴に使われます。また焼酎と氷砂糖を使用してカリン酒とすると、大変によい香りの上品なお酒（リキュール）も楽しむことができます。のどの薬としてはほかに、キンカンやナンテンジツなども使用されます。

■**キャベツ**：薬食いの1つか

　キャベツとレタスは似た形状をしていますが、実はまったく違う仲間の植物です。すなわち、キャベツはアブラナ科の植物であり、レタスはキク科の植物なのです。
　キャベツにはMMSC（L-S-メチルメチオニンスルフォニウムクロリド）が含まれていて、このものはまたビタミンUとも称され、抗潰瘍活性のあることが知られています。

MMSC

■キュウリ：薬食いとも

キュウリはウリ科の汎用野菜ですが、キュウリは体によいといわれ、キュウリを食べることを「薬食い」といわれることもあります。

■コクサギ：緑肥としても使用された

コクサギはミカン科の低木です。コクサギの葉序(ようじょ)は、枝に対して葉が互い違いにはついているのですが、そのつき方は独特で、右に2枚ついたあと左に2枚つくという形になっています。これを特にコクサギ型葉序といいます。

コクサギは漢薬の常山(ジョウザン)の本来の基原(きげん)植物とも目されています。また緑肥(りょくひ)としての利用のほか、汲み取り式便所の時代には、ウジ殺しにも使用されたといいます。コクサギの茎葉より植物成分

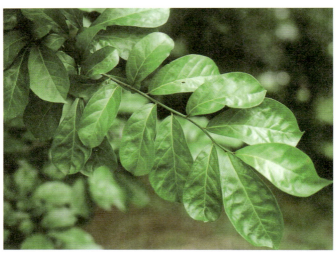

コクサギ（東北大学薬用植物園）

としてはめずらしいキノリン系アルカロイドが20種類以上発見されています。(S.Funayamaほか, 2001)

■**コショウ**：大航海時代も引き起こした

　コショウはインド南部原産のコショウ科のつる性の植物で、この果実から製したのがコショウです。コショウを胡椒と書きますが、これは胡の国の椒の意味であり、別の項で述べる山椒や蕃椒と区別するために名づけられたものです。コショウのピリリとした哒をもつ成分はピペリンというアルカロイドですが、肉と非常によくあうので、当時のヨーロッパの人々は熱狂し、コショウを求めてインドへの航路を開拓したのです。つまりコショウの存在はヨーロッパの国々を大航海時代に導き、さまざまな海路が見いだされることにもなったわけです。コショウは現在、インドや西インド諸島、南米の各地で栽培されており、直径4〜5mmほどの丸い果実を香辛料として使用します。

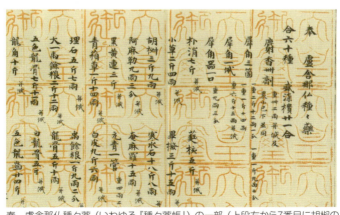

奉　盧舎那仏種々薬（いわゆる『種々薬帳』）の一部（上段右から7番目に胡椒の記載あり）

和食の料理の味つけにはいわゆるサシスセソ（砂糖・塩・酢・醤油・味噌）が使われますが、もちろんコショウはこのなかには入っていません。しかしながら「塩・コショウ」といわれるほど、肉料理の味つけには基本的なものであり、私たちの生活にすっかり入り込んでいます。コショウはトウガラシ、カラシ（マスタード）とともに世界三大香辛料の1つといわれ、なかでもコショウはきわめてよく使用されることから、「スパイスの王様」と呼ばれることもあります。

　コショウがわが国で一般的に使われるようになったのは最近のことです。しかしながらコショウは、室町時代の末になってからもたらされたトウガラシよりもはるかに早くわが国にもたらされ、それは遅くとも奈良時代のことです。奈良時代の西暦756年に正倉院に納められた薬物60種を記録したいわゆる『種々薬帳』に胡椒の記載があり、現物も一部残っています（前頁）。

　コショウは重要な香辛料であるとともに生薬としても使用されています。コショウには、発汗、駆風（くふう）、芳香性健胃（ほうこうせいけんい）作用があるとされ、民間薬的に単味で使用されることがあります。ほかの生薬にも駆風薬と称されるものがあり、蘇葉（ショウ）（シソの葉）やハッカ（薄荷）などがその作用を有します。駆風とは、腸内に貯まったガスを排出するという意味です。ただ古来よりコショウは、多食すると害があるともいわれています。江戸時代の医師、寺島良安が記した『和漢三才図会』にも、「時珍（『本草綱目』の著者の李時珍：船山註）は若いときから胡椒を嗜んだが、歳歳目を患った。けれども胡椒が原因とは思い及ばなかった。のち漸くその悪いことを知り、遂に胡椒を絶つと目の病もまた止んだ。わずか1、2粒を食べるだけでも、すぐに目が昏渋する（かすむ：船山註）。咽喉や口・歯を病む人も胡椒を避けなければならない」とあります。少々

うがちすぎかとも思いますが、一応紹介しておきます。

　先に述べたように、コショウの辛味の主成分はアルカロイドの一種であるピペリンですが、おもしろいことにピペリンの化学構造は、図に示すようにトウガラシの辛味の主成分であるカプサイシンとよく似ているところがあります。

　ピペリンには抗菌・防腐・防虫作用もあり、冷蔵技術が未発達であった過去には、肉食文化の料理に欠かすことのできないものでした。そして、そのため大航海時代を招くほどであったことはすでに述べたとおりです。

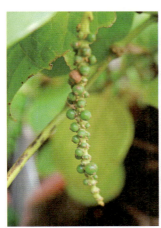

コショウの実

ピペリン

カプサイシン

■ゴマ：開けゴマは"Open sesami"

　ゴマ（ゴマ科）の種子をゴマといい種々の食べ物に使われるほか、ごま油も搾りだされます。ゴマの原産地はアフリカですが、その栽培の起源は紀元前3500年ごろのインド亜大陸とされます。ゴマは古来、健康・美容に効果ありといわれ、動脈硬化予防、整腸、白髪化予防などを期待して、広く親しまれています。ゴマにはセサミンという化学物質が含まれていますが、セサミンには抗酸化作用があり、アンチエイジングにも効果があるのではと目されています。

　ゴマは漢字では胡麻と書きますが、別の項では同じ「麻」の字

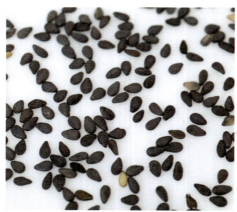

ゴマ（日本薬科大学漢方資料館蔵）

セサミン

を含む大麻について述べています。大麻というとなにか犯罪と結びつけられた名前のような気がしますが、名前自体には別になんら悪いところはありません。同様に麻という字が入っている植物には黄麻(ジュート)や蕁麻(イラクサ)などもあり、それぞれを区別する必要からこのような名称がついているわけで、なかでも大麻は特に大きくなることからこの名前がついたわけです。

　アラビアンナイトの『シンドバッドの冒険』に、「開けゴマ」という呪文がでてきますが、英語では「Open sesami」であり、これはまさにそのままの翻訳だったことを知り、興味深く思いました。

■サクラ：一般的にはソメイヨシノが多い

　ひと口にサクラといっていますが、サクラという植物はありません。ふつう公園にお花見に行って見ているものの多くはソメイヨシノ(バラ科)といわれるものです。ソメイヨシノは、エドヒガンザクラにオオシマザクラの花粉をかけた交配によって作成された園芸品種であるといわれています。江戸の染井村(現在の東京都駒込付近)で作成され、そしてこれに桜の名所である大和の吉野(現在の奈良県)の名前をつけてソメイヨシノとなったのです。

　オオシマザクラの葉を調製したものが桜餅を包むのに用いられていますが、このものにはクマリンという化合物が含まれます。クマリンは秋の七草の1つであるフジバカマを乾燥したものからも発生します。クマリンの化学構造はニッケイの香り成分であるケイアルデヒド(シンナムアルデヒド)とよく似ています。

クマリン　　　　ケイアルデヒド

■ザクロ：条虫駆除薬

　ザクロはミソハギ科の小アジア原産の落葉樹です。その幹や枝および根の皮を**石榴皮**(セキリュウヒ)と称して、条虫(じょうちゅう)駆除薬とします。現在、サナダムシ（条虫）をお腹にもっている日本人はもうほとんどいないでしょう。しかし、かつては条虫卵をもっていないかの検査が行われ、小学校の保健室に行くとサナダムシの標本が飾ってあったものです。

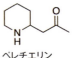
ペレチエリン

　昔、医家の家にはよくザクロが植えられていました。ザクロの樹皮は条虫駆除の目的に使われますが、新鮮な樹皮がより効果がでるため、庭に植えて必要に応じて使ったといわれます。その活性主成分が明らかにされていて、ペレチエリンというアルカロイドです。

■スイカ：夏休みの定番

　スイカ（西瓜）には利尿作用があります。それはスイカにシトルリンという化合物が含まれているためです。しかし、シトルリンを摂取するためにスイカを多量に食べると水分のために腎臓に負担がかかりますので、この目的のためには、スイカの汁を煮つめてつくられる西瓜糖が使用されます。市販品としては、西瓜糖にキササゲとトウモロコシの毛を配合した薬用西瓜糖（奈良県天理市）というものもあります。

　貝原益軒（1630〜1714）の『養生訓』に、やってはいけないという食い合わせがでており、そこにスイカと天ぷらというのもあります。この書物には種々の

シトルリン

食い合わせがでてきますが、あまり気にすることはないのではと思います。ただし、スイカと天ぷらというように水っぽいものと油っぽいものの食い合わせはいかにも悪そうですね。

■**ダイズ**：さまざまな形で使用される

　マメ科のダイズの種子である大豆に含まれるイソフラボンには女性ホルモン作用があるといわれています。なにゆえこの活性があるのでしょうか。それはイソフラボン分子の占める空間が女性ホルモン分子のそれに近いからと考えられます。ダイズには、ダイゼインやダイジン、ゲニステイン、ゲニスチンなどが含まれますが、このうちゲニステインと女性ホルモンのエストラジオールの化学構造の比較を図に示します。

　ダイズを材料とした食品は私たちになじみが深く、納豆、味噌、醤油、テンペ、豆乳、豆腐などがあります。なおダイズに問題があるわけではないのですが、ある薬を服用している際には納豆は食べることを避けるべきです。すなわち、血液の凝固を阻止する目的でワルファリンを服用しているときには納豆を食べてはいけません。ワルファリンは血液凝固に関与するビタミンKの作用と拮抗することで効果がでますが、納豆にはビタミンKが大量に含まれることから、このワルファリンの作用のじゃまをします。それだけではありません。納豆菌は腸内でも活動し、ビタミンKをさかんにつくりだします。そのためワルファリンの効果がなくなってしまうのです。このような薬を服用する際にはかならず薬剤師による服用指導として「納豆の摂取を避けるよう」説明があるはずですから、その指示に従ってください。

ダイゼイン　　$R_1 = R_2 = H$
ダイジン　　　$R_1 = H, R_2 = glu$
ゲニステイン　$R_1 = OH, R_2 = H$
ゲニスチン　　$R_1 = OH, R_2 = glu$

エストラジオール　　　　ゲニステイン

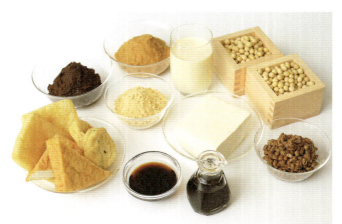

ダイズを使った食品の例

■タケニグサ：竹煮草ではなく竹似草

　タケニグサはケシ科の植物であり、茎に傷をつけると朱色の乳液をだします。このなかにはアルカロイドを中心とした化学成分が含まれており、わが国の民間には、この乳液を水虫やタムシなどの皮膚病に外用した歴史があります（ただし、かぶれたりすることもあるので要注意です）。また、地上部の全草はかつての汲み取り式便所におけるウジ殺しとして応用されました。

　タケニグサはケシ科の植物であることから種々のアルカロイド成分の存在が予想され、実際にサンギナリンやプロトピンなど数多く報告されています。

　なお、本田正次氏らによる『日本植物方言集』（八坂書房、1972年）によれば、タケニグサには40ほどの地方名が知られているといいます。そのなかにはガチャガチャ（秋田）やガラガラ（長野）というような音に関連する名前もありますが、これらはおそらくこの植物が種子をつけて半分枯れかかった際に風によって生じる音から命名されたものと思われます。また、チャンパギク（新潟や千葉）といった呼び方もあるようです。

　タケニグサの命名の由来としては、この植物と竹を煮ると竹がやわらかくなって細工しやすいといわれたことがありますが、この点については根拠がなさそうです。むしろ、この植物の背が1〜2mにも達することと、その茎が竹に似ていることからの命名であると思われます。

■チドメグサ：その名のとおり

　ボーイスカウトの訓練の1つとしてだそうですが、1990年代の終わりごろ、野外での薬草教室の講師を依頼されたことがありました。野山にある薬草の話を、実際にものを見せながらしてほし

いとのことです。

　実は、薬用になる植物というのは野山よりも花壇や畑のまわりあたりに多いのです。いざ、野外キャンプが行われているところに導かれて、「この辺の薬草について教えてください」と言われてはたと困ったところ最初に目の前に見えたのがチドメグサで、ほっとしたことを思いだします。まさに「名は体を表す」の代表でもあるチドメグサは、民間薬の代表ともいえるでしょう。

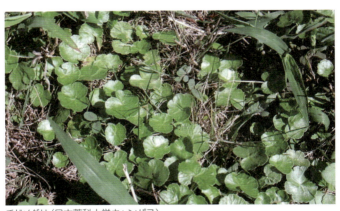

チドメグサ（日本薬科大学キャンパス）

■茶（チャ）：独特の文化までつくってしまった

　チャは中国大陸から不老長寿の薬として禅宗とともに伝来しました。鎌倉時代の初めのことで、伝えたのは栄西（1141〜1215）でした。茶にはカフェインが含まれ、若干の興奮作用を有します。そのため禅僧が眠気ざましに使用したりしました。やがてわが国では茶から茶道が生まれ、日本の侘びや寂の文化を象徴するものの1つとなっていきました。

　日本の緑茶と中国の烏龍茶（ウーロン茶）、英国の紅茶は、す

べて同じチャという植物の葉から調製されます。イギリスに渡った茶は紅茶となり、イギリスではティータイムという文化となりました。緑茶は収穫した茶葉を発酵しないように調製し、ウーロン茶は半発酵したもの、紅茶はさらに発酵を進めたものです。英語のTeaは茶と語源が同じです。

お茶は眠けざましに使われることもありますが、梅干しを1個入れた緑茶は身体を壮快にします。私が子供のころに珠算を習っていた先生は「風邪にはこれがいちばん」と言っておられました。タバコも吸いましたが、90歳過ぎまで長生きされました。お茶はもっとも身近な民間薬といえるかもしれませんね。

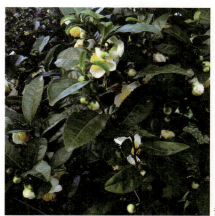

チャ

カフェイン	$R_1 = R_2 = CH_3$
テオブロミン	$R_1 = H, R_2 = CH_3$
テオフィリン	$R_1 = CH_3, R_2 = H$

なお、世界三大飲料とも呼ぶべきものに、茶(緑茶、紅茶、ウーロン茶など)、コーヒー、そしてココアが挙げられましょうが、それぞれ原料となる植物も発祥の地もまったく異なるのに、いずれにもカフェイン類のアルカロイドが含まれていることは興味がもたれます。そして、これらの飲料を別々の場所でまったく独立に見つけだしたヒトという生き物はたいしたものだと思います。

■**トウモロコシ**：毛を利尿剤に

いわゆるトウモロコシの毛は利尿剤として応用されてきました。民間薬のなかで利尿薬として使用されるものの代表には、このものやキササゲ(第4章にて後述)などがあります。

■**トチノキ**：申し出に困ったこと

ある方から、トチノキの実を焼酎に5年間漬け込んだものが打ち身などによく効くとのことで「進呈するのでぜひ成分を研究して新薬をつくってほしい」という申し出がありました。気持ちは大変にありがたいのですが、とても困りました。打ち身に効くということをどうやって調べればよろしいのでしょうか？ また、このような研究をするとしたら、材料が大量に必要となります。研究しているうちに材料がなくなってしまったら、また5年漬け込んだものが大量に必要となってしまうわけです。そしてその際には、初めに使ったトチノキの実のロットは、まず手に入らないでしょう。

薬用植物の有効成分研究というものは、けっこう大変なのです。

■**ナンテン**：のど飴に配合される

ナンテン(メギ科)の果実の乾燥品は**ナンテンジツ**(南天実)と

称して、セキ止めなどに応用されてきました。実際にナンテンジツが配合されたセキ止め薬も市販されています。ナンテンジツにはナンジニンなどのアルカロイド成分が含まれており、その作用もけっこうはっきりしている一方、使い方を誤ると副作用の懸念もおおいに考えられます。服用量は用法用量の説明どおりに守ってほしいものです。ちなみにナンテンには赤い実と白い実があり、白い実のほうが珍重されているようですが、実際にはどちらも同じように使われています。

　一方、ナンテンの葉は赤飯に添えられたりします。この場合、ナンテンの葉に含まれる微量の青酸配糖体の抗菌効果を期待していると思われます。

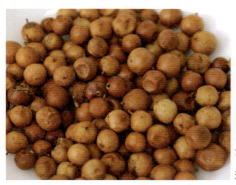

ナンテンジツ
（日本薬科大学
漢方資料館蔵）

■**ニンニク**：アリナミンとの関係とは？

　お寺の入り口である山門には「不許葷酒入山門」あるいは「不許葷肉入山門」などと書いてあります。仏教においては、三厭五葷という食のタブーがあり、三厭とは肉・鳥・魚を、五葷とはネギ・ニンニク・ニラ・ラッキョウ・アサツキをいい、臭いが強く、食することを禁じられている蔬菜を示します。また五葷として、ア

サツキの代わりにノビルが挙げられることもありますが、いずれにも入っているニンニクはその臭気で有名です。

かつてニンニクはユリ科の植物と分類されていましたが、近年、遺伝子による分類法が適用された結果、ニンニクはユリ科とは別にできたネギ科に分類されることになりました。私たちはおもにその鱗茎を食します。特異な臭いがある一方、食べ物の味や香りを引き立ててくれます。香辛料として使用されているニンニクはまた、後述のように生薬としても知られます。わが国におけるニンニクの栽培品種には多々あり、そのなかには青森県にて多く栽培される六片に分かれるタイプのものもあれば、まったく分かれない一片のものもあります。

ニンニクの生薬名を**タイサン**（大蒜）と称します。わが国にはニンニクに似た植物である野蒜が自生していますが、『本草綱目』ではニンニクを大蒜とする一方、ノビルのほうは小蒜としています。

ニンニクはまさに食と薬との間に存在するもので、その化学成分にも興味のもたれるところです。そのなかで臭気の原因物質は、硫化アリルであるアリシンです。アリシンはもともとニンニ

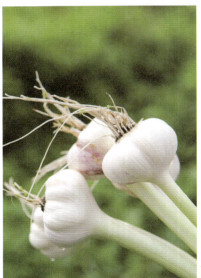

ニンニクの鱗茎（六片に分かれるもの）

クに含まれているアリインが分解して生成します。

アリシンにはビタミンB_1と結合する性質があります。ビタミンB_1は不安定で体に吸収もされにくいものですが、アリシンと結合することで安定なアリチアミンとなり、吸収もされやすくなります。そのためビタミンB_1を多く含む豚肉とニンニクとの食べ物の組み合わせはとても合理的なものといえます。

この性質を応用してできた薬がアリナミンです。その後、服用したアリチアミンの分解によってニンニク臭がでるため、臭いがでないようにアリシンではない化合物をビタミンB_1に結合させたフルスルチアミン (いわゆるアリナミンF) も開発されました。

ニンニクはがん予防食品のトップに挙げられていますが、そのほかにがん予防食品として挙げられているのは、キャベツやニンジン、ショウガなどです。健康のためのニンニク酒愛用者も多いようで、ニンニクはまさに民間薬の王者的な存在です。

ニンニクのアリイン

アリイン2分子から生成したアリシン

アリチアミン　アリシンより

フルスルチアミン

■ネギ：不眠にも効果ありとか

 ネギはうどんやそば、納豆などに欠かせない薬味としてよく使われますが、不眠に効果ありともされます。ネギ味噌もおいしいものです。また、細かく刻んだネギに味噌を加え、お湯を注いだだけでも簡単でおいしいみそ汁としていただけます。

 ネギはまた風邪の症状にもよく奏効するとのことです。ふつうは食べるのですが、ある女優さん（A.Y.さん）は、おばあちゃんの知恵で、「風邪にはネギをお尻の穴に突っ込むのがいちばん」と教えられ、よくやっていたとテレビ番組でいってました。本当に効果があったのでしょうか？ そしていまでも実行しているのでしょうか？

■ハマナス：浜梨の訛りではない

 ハマナスの花弁は精油成分のゲラニオールなどを含み、通経、止瀉作用があり民間薬として使用されています。また、タンニンを含む根は、染料として鳶色（暗い黄みの赤）に染める秋田八丈に利用されます。

 さて、日本の植物を多くの著書にしっかりと記載したという点では、私は故・牧野富太郎先生（1862～1957）を大変に尊敬しますが、同意できない事柄を書いているところもあります。その1つが、ハマナスというバラ科の植物の名前の起源です。牧野先生はハマナスはもともとは浜梨であり、それが東北人の訛りのためにハマナスとなったという説です。確かに食べられる固い果実を一般にナシというようですが、私は東北の生まれ育ちであることもあって、残念ながらこのちょっと"失礼な説"には同意できません。ハマナスはもともとハマナスなのです。だから、皇太子徳仁親王妃雅子殿下のお印が、はっきりと「はまなす」と発表されたの

はうれしいことでした。

　ナス科のトマトはかつてはアカナス（赤茄子）とも呼ばれていたことがあります。ハマナスの熟した実を見たとき、これは「トマトだ」と思いました。私の推定はハマナスの名称は、浜の赤茄子（トマト）からきているものと思いますがいかがでしょうか。江戸時代の元禄期（1695年）に上梓された『花壇地錦抄』（三乃丞伊藤伊兵衛著）にもすでにハマナスの名前があります。その1976年に刊行された解説書（p.79）には、ハマナスはハマナシの訛りとありますが、1695年の記述は確かにハマナスです。ハマナスは初めからハマナスであって、ハマナシの訛りではないと思います。

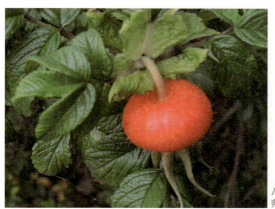

ハマナス（宮城県薬用植物園）

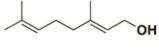

ゲラニオール

■ビワ：葉を皮膚病に

ビワはバラ科の植物です。その葉を陰干しにして煎服すると、胃アトニーや暑気あたりに効果があるといわれています。また腎臓病の水腫(すいしゅ)にも応用され、さらにあせもなどにも効果があるとされ、風呂に入れたりもされています。この葉にはフラボノイド類が含まれているのが特徴で、ビワの葉はフラボノイドに富むフラボノイド生薬といっていいでしょう。

■フジバカマ：史前帰化植物から準絶滅危惧種へ

フジバカマ（キク科）はナズナなどとともに記録が残る前に渡来した史前帰化植物とされ、『万葉集』では秋の七草の1つとして歌われていますが、現在は自生のものが消え去ろうとしている準絶滅危惧種の植物の1つになってしまいました。フジバカマを乾燥させると茎や葉に含まれるクマリン配糖体が分解してクマリンが発生し、大変に香ります（クマリンについてはサクラの項にて触れました）。そのため、この植物は蘭草(らんそう)とも呼ばれています。

なお史前帰化植物という言葉は、1943年に植物学者として著名な前川文夫博士（1908〜1984）が提唱したものです。

■ヘクソカズラ：なんともひどい名前をつけられた

ヘクソカズラはわが国に自生するアカネ科の植物ですが、その葉や実をつぶすと、まさにその名前のとおりのにおいがします。この葉や果実は民間でしもやけやあかぎれに使用されました。ただ、この植物の名誉のためにつけ加えますと、別名としてヤイトバナのほかサオトメバナというのもあり、実に愛らしい美しい花を真夏につけます。

■ヘチマ：化粧水などに使う

　ヘチマは熱帯アジア原産のウリ科のつる性1年草です。ヘチマは若い果実を食用としたり、ヘチマ水を採取したり、完熟した果実からヘチマたわしをつくったりと、とても利用方法の多い植物です。

　若い果実を食用とすることがありますが、なかには苦味成分であるククルビタシンを大量に含んでいる個体もあることから、これを苦味をがまんして無理に食べて嘔吐や下痢などの食中毒を起こした事例があります。苦味が異様に強いと思ったら食べないことです。

　秋に果実が完熟したころ、ヘチマのつるを地上30cmほどのところで切り、切り口をガラス瓶などに差し込んでおくと液体がたまります。これをヘチマ水と呼んで化粧水とするほか、民間薬としてはセキ止めやむくみ、利尿に効果があるとされます。また塗り薬としては、あせもやひび、あかぎれ、日焼け後の手当てにも効果があるとされます。含有成分としては、硝酸カリウム（KNO_3）やペクチン、タンパク質、糖分な

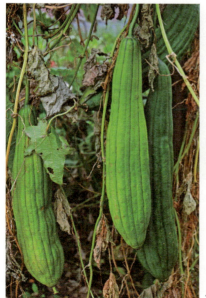

ヘチマ

どが知られています。ヘチマ水は煮沸・濾過ののち冷蔵庫に保存すると長もちします。

なお、ヘチマの果実からは繊維が得られるので糸瓜（いとうり）と名づけられましたが、これが訛って「トウリ」となりました。そして「ト」は、いろは歌で「ヘ」と「チ」の間にあることから「ヘチ間ウリ」となり、やがてたんにヘチマと呼ばれるようになったのです。

■ホップ：ビールに入っている

ホップはアサ科の雌雄異株（しゆういしゆ）の多年生植物であり、「ビールの花」や「ビールの魂」とも呼ばれ、ビールの醸造には欠かせないものです。栽培されるのは改良種であり、しかも雌株（めかぶ）のみです。雌花（めばな）は

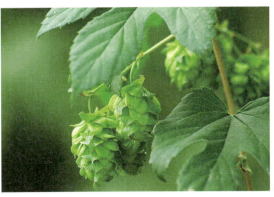

ホップ

フムロン　　　ルプロン

夏に苞を伸ばし毬花といわれる緑色の松かさを思わせる形となり、8月のお盆を過ぎるころになると、苞の根元に分泌された「ルプリン」が黄金色に成熟し、収穫の時期となります。ビールの苦味のもとになるのはルプリンに含まれるフムロンやルプロンなどの成分です。ホップには利尿作用もあります。ビールが民間薬といえるかどうかは微妙なところです。民間薬的なものであることは確かといえるでしょうから、ここに取り上げました。

ビールの製造にあたっては、まずオオムギを発芽させて麦芽糖を蓄積させ、その絞り汁にビール酵母を加えてアルコール発酵させます。このビールの製造にもう1つ不可欠とされるのが、香りと苦味を与えるホップなのです。わが国にはホップに近縁の野生品としてカラハナソウが自生しています。

■マタタビ：トラをも狂わせる

マタタビ（マタタビ科）は果物としてなじみのあるキウイと同属の植物です。マタタビは雌雄異株の植物であり、その名称の語源は俗に「旅人がこの実を食べるとたちどころにして疲労を回復して、『また旅』を続けることができたから」などともいわれてきました。しかし本当のところは、アイヌの言葉「マタタムブ」由来で、このうち「マタ」は「冬」、「タムブ」は「亀の甲」の意味で、おそらく亀の甲羅のように凸凹した果実を表した呼び名からきたのではないかといわれています。ただしこの凸凹した果実は、マタタビの果実にマタタビミタマバエが寄生してこのようになったものであり、こうしてできた奇形の果実の生薬名を**モクテンリョウ**（木天蓼）と称して漢方に応用されています。

マタタビの果実は、マタタビ酒などとして強壮薬とされますが、そのほかにネコ科の動物に異常行動を起こさせることにも興味が

もたれます。この点については、含まれるマタタビラクトン（イリドミルメシンやネオネペタラクトンなどの混合物）が原因物質であることが明らかとなっています。ネコ科の動物にはヤコブソン器官というフェロモン様物質を認識する器官があり、これが異常行動を起こさせるようです。かつて東武動物公園の協力により行われたほかのネコ科の動物であるトラや、ピューマ、ジャガー、ヒョウへの効果の調査によれば、ジャガー以外はマタタビに反応を示し、特にヒョウはまるでネコのような感じであったといいます。ただし、この実験は試験頭数が少ないため、得られた結果が一般的であるかどうかは不明とのことです。

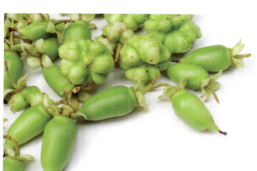

マタタビ

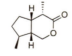

イリドミルメシン

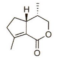

ネオネペタラクトン

マタタビラクトンはイリドミルメシンや
ネオネペタラクトンなどの混合物

■ミョウガ：物忘れの原因にはなりません

　別の項でお話ししたショウガと名前も姿も似ている植物にミョウガがあります。わが国の山麓の陰地にも野生化していますが、本来は中国中部の原産で、古く日本に入り野生化したものと考えられています。ショウガは高温多湿を好みますが、ミョウガのほうはかなりの低温にも耐え、東北地方の仙台市内においても十分露地栽培で育ちます。日陰でよく育つことから、庭の片隅に数株植えておくと、やがて鱗片葉に包まれた長さ5〜7cmの花序をだしますが、ふつうこれを**茗荷**(ミョウガ)と称して、薬味や漬け物にしたりします。また、未熟な茎を茗荷竹(みょうがだけ)といって食すこともあります。

　露地栽培では、品種により若干の違いがありますが、夏〜晩夏に花序がでますので、これを採取してそうめんの薬味などに使うと季節のものを楽しむことができます。ミョウガは現在、「茗荷」と書きます。しかし、その古名は芽香(メガ)であり、ミョウガはそれが訛ったものと思われます。なお、寺島良安の『和漢三才図会』によれば、「和名は米加(めが)であり、茗荷と書くのは誤り」とあります。

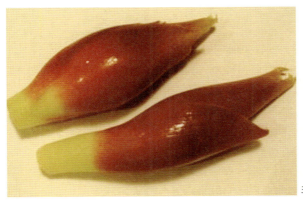

ミョウガ

また、同書には、「生育には陰翳(かげり)の地がよい。……八月初め、苗を踏んで死なせると、根はよく繁茂する」ともあります。確かにミョウガは日陰地が好きなようです。

　ミョウガを食べると物忘れをするといわれ、ひどいことにこの噂から、愚か者や阿呆という意味で「茗荷」が使われることがあります。しかし、これは誤解です。この件に関し、種々ある説のなかで、茗荷の名前に由来したものもあります。釈迦の弟子の一人に「周利槃特(梵語のチューラパンタカの音写で、しゅりはんどく、またはすりばんどく、などとも読む)」という人がいましたが、この方がどうしても自分の名前を忘れてしまうので、お釈迦様は彼に名札をつけさせました。その名札のことを「名荷」といいました。しかし、その弟子はあまりにも忘れっぽくて、名札をつけたことすらも忘れてしまったとか……。この「名荷」と「茗荷」が同音であることからこのような俗信が生まれたとのことです。このようにミョウガを食べると物忘れするというのはまったくの迷信であり、むしろ現在では、その香り成分には集中力を増す効果があるとさえいわれています。

■ヨモギ：もぐさの原料でもあります

　ヨモギはキク科に属する多年草で、山野でふつうに見られます。ヨモギは、早春に若葉を摘み、草餅(よもぎ餅)にして食べることからモチグサ(餅草)ともいいます。一方、茎葉を乾燥したものを入浴剤として使います。漢方では葉の乾燥品を**艾葉**(がいよう)と称し、収れんおよび止血薬として応用し、強壮、補血の効があるといわれています。また葉を乾燥し臼でついて葉肉を除去し、葉裏の毛だけにしたものを灸点に用いるもぐさ(艾)とします。

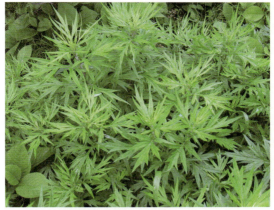

ヨモギ（宮城県仙台市太白区）

■ **リンゴ**：昔から体によいとはいわれてきた

　ことわざに「リンゴが赤くなると医者が青くなる」といいます。それほどリンゴは健康によい果物であったといえるでしょう。

　筆者らの研究グループは、私たちがふつうにリンゴと称して食べているセイヨウリンゴ（バラ科）の果実の皮について調べ、そのクロロホルム抽出エキスが培養がん細胞に対して非常に強い細胞毒性を示すことを見いだしました。そこで、その作用を示す化学成分を追求してみると、活性成分はウルソール酸であることがわかりました。しかもその含量がきわめて多いことも同時に判明しました。実はウルソール酸には、がん細胞を死滅させる強い活性があることがすでにわかっていました。しかも、がん化していない正常細胞に対する毒性は見られないのですから、とても興味のもたれる活性です。

　ウルソール酸にはほかにも種々の生物活性があり、リンゴが体によいといわれる一因はこの大量に含まれるウルソール酸にもあ

るのでしょうか。もしかしたら、昔から病気のときにリンゴをすりおろしたものを食べさせていたのにも、深いわけがあるのかもしれませんね。このように身近な食べ物に強い種々の生物活性を示す化学成分が大量に含まれているということはとても興味のあることだと思います。

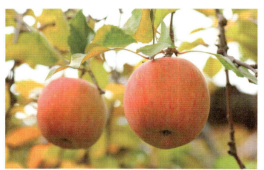

リンゴ

ウルソール酸

■**レモン**：ビタミンCといえばレモン

壊血病は、かつては新鮮な野菜や果物などビタミンCに富む食物を摂ることができない遠洋航路の船員などに多発しました。

体内でコラーゲン繊維をつくりだすためには、ビタミンCが不可欠であり、ビタミンCが不足するとコラーゲン繊維をつくれず、

血管周囲の引っぱり強度が低くなり、血圧がかかる血管から血液が漏れやすくなるのです。これがビタミンC不足で起きる壊血病の正体です。壊血病になると歯肉や歯根靭帯などの結合組織におけるコラーゲン分解が進み、歯肉から出血したり、歯が抜けやすくなったりもします。

壊血病を防ぐにはなんといっても新鮮な野菜や果物の摂取が肝要です。特に、ミカン科のレモンの果実であるレモンは大量のビタミンCを含みますから、ビタミンC不足に際してはまさに薬といっていい存在といえるでしょう。なお、レモンのさわやかな香りの主成分はd-リモネンです。

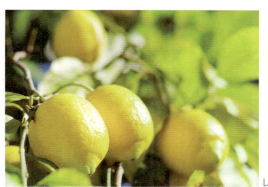

レモン

ビタミンC L-アスコルビン酸
：左側の形のほうが優勢

d-リモネン

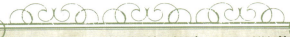
動物および微生物由来の民間薬

 民間薬としては植物を材料とするものが多いのですが、なかには動物を材料とするものもあり、ここでそのような民間薬について述べます。使われる材料としてはイモリやガマ、マタゴロウムシなど、けっこう気味の悪いものが多いです。また、キノコ類も微生物由来としてこの項にて述べることにしました。

■イモリ：黒焼きといえばコレ

 わが国では古くから両生類のイモリの黒焼きが、いわば下手物(げてもの)扱いではありますが、惚(ほ)れ薬(ぐすり)として使用されてきました。しかし、実は、おそらくこの薬の原点であると思われる中国における類似の惚れ薬には、爬虫類のヤモリの仲間が使用されています。それは、漢方における**ゴウカイ**（蛤蚧）という生薬です。蛤蚧とはオオヤモリの雌雄を1対として乾燥、黒焼きとしたもので、蛤が雄、蚧が雌です。しかし、実際には雌雄を問わないで、同じくらいの大きさの2匹を組み合わせて調製するとのことです。この惚れ薬を使用するときには、蛤蚧を粉末として、想う相手に知らせずにふりかけたり、酒に入れて飲ませたりします。実際に蛤蚧エキスを正常雄性マウスに連日投与すると催淫作用があり、去勢マウスにも効果があったといいます。

 どうやらわが国における両生類のイモリの黒焼きには、わが国での独自解釈と取り違えによるもののようです。もしかしたらイモリの複雑かつ熱烈な求愛行動ゆえの産物なのかもしれません。

■かつお節：だしとしても重要

かつお節はだしとして重要なものですが、沖縄地方ではかつお節（削り節）を茶碗に入れ、さらに味噌を入れたものに湯を注いで飲むそうです。風邪のときなどに効果があるとか。やってみるとなかなかにおいしいものですし、体にもよさそうです。みなさんも試してみませんか。

さて、このかつお節のうま味成分はイノシン酸です。昆布のグルタミン酸モノナトリウム、かつお節のイノシン酸、そしてシイタケのグアニル酸の発見は、それまでに知られていた4つの味（甘味、塩味、酸味、苦味）とは別の5番目の基本味である「うま味」の発見につながりました。5つ目の基本味である「うま味」はまさに、日本人が日本の食材で発見した日本の味といえるでしょう。

L-グルタミン酸モノナトリウム

イノシン酸

グアニル酸

■ガマの油:生薬名はセンソ

　ヒキガエル(ガマ)の皮膚腺から分泌される乳白色の液体(ガマ毒)は、採取後まもなく濃い褐色に変化します。これを乾燥固化したものは、強心作用を期待した漢薬に応用され、**センソ**(蟾酥)として市場にでます。蟾酥を配合した漢方薬としては六神丸(ろくしんがん)が有名です。

　なお、日本では民間薬としていわゆる蝦蟇の油が有名ですが、いま売られているガマの油には蟾酥が含まれていません。おもに

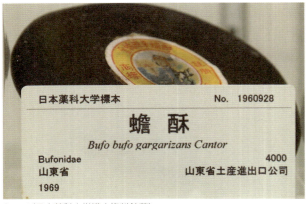

センソ(日本薬科大学漢方資料館蔵)

ブファリン

ブフォテニン

紫根やホウ酸、亜鉛華などを含む外傷軟膏です。実はガマの油という名前の由来は、筑波山・中禅寺住職の光誉上人によって調製された上記のようなガマの油を含まない薬である陣中薬の効果が評判になりましたが、この光誉上人の顔がガマに似ていたことに由来するともいわれています。

センソの話に戻ります。ガマ毒の採取法にはいろいろありますが、ガマの油売りの口上にでてくるような「鏡の前にガマを置き、おのれの醜さにたらりたらりと……」という方法は採りません。1つの方法としては、たくさんのガマを底面が網状となった箱に入れてその上に穴の空いた蓋をし、この蓋の穴から棒を入れてかき混ぜてストレスをかけることによってガマに分泌させた毒液が箱の底から落ちてくるのをかき集めるといいます。ちなみにガマ毒には強心配糖体のブファリンや幻覚作用のあるインドール系アルカロイドであるブフォテニンなどが含まれています。

日本産のガマの外皮成分からさまざまな強心性ステロイド成分の得られることが東北大学薬学部の南原利夫教授（当時、1926〜）のグループによって報告されています。

■紅茶キノコ：あのブームはどこにいった？

紅茶キノコとは、モンゴル原産で、シベリアで伝統的に飲まれている発酵飲料です。紅茶などに砂糖を加えて、そこに種菌を入れて育てます。紅茶キノコは『壮快』（マキノ出版）という雑誌を発刊するにあたり、その記事を掲載するとともに、著者の中満須磨子さんが種菌を配るとしたことや、この著者による『紅茶キノコ健康法』（地産出版、1974年）なる本の発刊がブームの火つけとなりました。このことは火つけ役の1人で『壮快』の創刊にかかわった蒲谷茂氏（1949〜）が、著書の『民間療法のウソとホント』

（文春新書、2011年）において告白しています。

　紅茶キノコは、日本では昭和40年代末〜50年代初めにかけて健康食品としてブームとなり流行りました。健康食品として、さらには高血圧や肝臓の病気、水虫にも効果があるなどとして、いわば民間薬にもなりかけましたが、現在ではそのブームはすっかり去ってしまいました。その後、欧米では紅茶キノコをKombuchaと呼び健康飲料として売られているといいます。どうやらどこかで昆布茶と混同されたものでしょう。

　21世紀になってからもココアの効果がテレビで紹介されたらあっという間に店頭からココアが消えたり、サバの缶詰のダイエット効果がいわれるとやはり店頭からサバの缶詰がなくなってしまったりという事態が発生しました。そういえば、納豆のダイエット効果を放送した番組（「発掘！あるある大事典Ⅱ」2007年1月7日放送）の影響でも、納豆が店頭で売り切れとなる事態も発生しました。しかしこの事例では、放送でのデータ捏造実験が明らかとなり、番組が打ち切りになってしまうという手痛いしっぺ返しともなりました。

■シイタケ：ビタミンDの補給に

　シイタケにはビタミンDの前駆物質となる化学成分が含まれま

ビタミンD$_2$　　　　　エルゴステロール

す。さらには、シイタケを陽に干して乾燥シイタケとすると、この前駆物質がビタミンDとなるのです。

　ビタミンD類にはビタミンD_2、D_3、D_4があり、このなかでビタミンD_2はカルシフェロールともいい、酵母やシイタケなどに含まれるエルゴステロールという化学成分に紫外線が照射されることによって生成します。そのためビタミンDを摂取する目的には、乾燥シイタケが大変にすぐれているわけです。

■**ジャコウ**：ジャコウジカの香腺から得られる

　ジャコウ（麝香）はジャコウジカの雄のもっている腺から分泌され、微量でとてもよい香りがします（逆に濃いものは悪臭としか感じません）。京都などで手に入るいわゆる匂い袋の香りの主成分はジャコウの香りです。ジャコウは、かつて、非常に高価な生

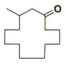

ジャコウジカ（明治薬科大学明薬資料館蔵）

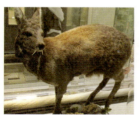

ムスコン

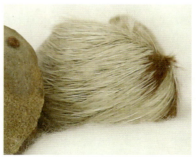

ジャコウ（日本薬科大学漢方資料館蔵）

薬の1つでした。ジャコウジカは中国に棲息していますが、現在ではジャコウの輸出はされておらず、そのために大変に貴重な生薬ともなっています。香りの主成分は大環状ラクトンの一種のムスコンであり、化学合成もされています。

■ ドジョウ：鍋物としても

ドジョウはいわゆる『赤本』（本書46頁）にて打ち身などの治療に用いるとされ、このときはドジョウを裂いて、骨を取ったものを使うとされます。『赤本』には、広い部面に貼るにはウナギも使うとあるようですが、ウナギの血液には有毒物質が含まれているので、使用は控えるべきかもしれません。すなわち、ウナギの血液が目に入ると激しい灼熱感を覚え、結膜炎やまぶたの腫れが引き起こされますし、口に入ると灼熱感や粘膜の発赤、流涎が、また傷口に入ると炎症、浮腫などが引き起こされます。このためウナギを刺身で食べることはまずありません（血液を完全に抜いて酢で〆て食べる方法はあるらしいです）が、この毒素はタンパク毒であり、加熱によって毒性を失いますので、通常食べるような加熱調理したものはだいじょうぶです。

■ ハエトリシメジ：ハエ取りに使われた

1953年、カイニンソウからその有効成分であるカイニン酸を発見・報告した竹本常松（1913〜1989）教授のグループは、大阪大学（旧大阪薬専）から新設の東北大学医学部薬学科（のちの東北大学薬学部）に移籍し、そこでキノコ成分の研究も始められました。

東北地方の民間ではハエトリシメジというキノコをハエ取りに使う習慣がありました。すなわち、ハエトリシメジをあぶったものを置いておくと、そこにハエが集まってきて、なめては死ぬと

トリコロミン酸　　　　イボテン酸　　　　ムシモール

いう民間での使い方があったのです。

さて、研究を開始しようとしたところ、ハエトリシメジがなかなか見つからず、ようやく岩手県で採取された数本のキノコで研究が始められたとうかがいました。きわめて少ない材料での研究でした。しかしながら、協力者の中島正博士らにより、ハエトリシメジから首尾よくトリコロミン酸が得られました。トリコロミン酸は後述のカイニンソウ由来のカイニン酸や、先にやはり同研究グループによって研究が進められていたイボテングタケ由来のイボテン酸によく似た構造を有する化合物で、その化学構造研究にはおおいに有利に働いたと思います。トリコロミン酸はイボテン酸とともにとてもうまい物質でもありました。ただし分解しやすいイボテン酸から生成するムシモールは毒性を示しますから、注意が必要です。

■**ヒトヨタケ**：嫌酒剤として使える？

ヒトヨタケという名前はまさに一夜のうちにキノコがたくさん現れ、あっというまに消え去ってしまうことからついた名称です。このヒトヨタケにはおもしろい性質があります。ヒトヨタケだけを食べるぶんには毒性がでませんが、ヒトヨタケを肴にお酒を飲むとどんなに酒に強い人でも悪酔いするのです。

その理由が解明されています。すなわち、ヒトヨタケはコプリンという化合物を含みますが、この化合物はヒトの体内で分解す

ると 1-アミノシクロプロパノールという化合物と L-グルタミン酸になります。一方、酒に含まれるアルコールは、私たちの体内で酵素の働きによって二日酔いの原因物質となるアセトアルデヒドに変化します。そしてこのアセトアルデヒドはさらに別の酵素の働きで変化を受け、酢酸（さくさん）となります。酢酸となると害がでなくなります。ところがヒトヨタケ成分から生成した 1-アミノシクロプロパノールは、このアセトアルデヒドを酢酸に変える酵素の活性を阻害するのです。そのためヒトヨタケを食べながらお酒を飲むと、どんな蟒蛇（うわばみ）でも悪酔いするということになります。

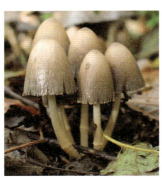

ヒトヨタケ

コプリン

1-アミノシクロプロパノール

■マゴタロウムシ：子供の疳の虫に

マゴタロウムシは孫太郎虫と書き、民間で子供の疳（かん）の虫の薬とされます。かつては「奥州斎川名産孫太郎虫」の触れ声で行商

第3章 民間薬あれこれ

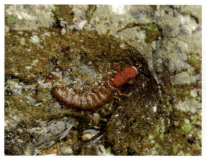
マゴタロウムシ

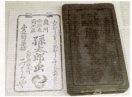
孫太郎虫の版木(明治薬科大学明薬資料館蔵)

されていました。ちなみに奥州斎川村は、現在は宮城県白石市になっています。

　マゴタロウムシとはヘビトンボの幼虫のことです。ヘビトンボとはその成虫の姿がトンボに似ていて顔がヘビに似ているのでこの名前がついたのだそうです。

　捕えられたマゴタロウムシは乾燥させて5匹ずつを1本の串に刺して10串を1把とし、桐の箱に入れて商品としました。孫太郎虫は小児の疳に1日1串(5匹)ずつ、砂糖醤油につけて焼いて食べさせるといいます。その効果のほどはわかりませんが、かつて、1970年代に宮城県白石市で孫太郎虫を製造している方を訪問して直接聞いたところによれば、見るからに気味の悪いものであるにもかかわらず、疳の強い子は食いつくように平気で食べるのだそうです。訪問した際には、フライパンで炒った孫太郎虫を食べさせていただきましたが、特に味に癖はなかったと記憶しています。

■マムシとハブ：いずれも強壮薬に使われます

　世界中に棲息する約3000種のヘビのうち、一説によれば3分の1は毒ヘビとされます。わが国には、マムシとハブという二大毒

ヘビとでもいうべきものが棲息しています。その一方、マムシやハブを漬け込んだマムシ酒やハブ酒が好んで飲まれています。民間の強壮薬です。効果のほどはわかりませんが、これらのような強毒をもったヘビを、毒が回らないような方法で服用するというところに、ヒトの強壮作用に対する考え方の原点があるような気がします。

かつてはマムシ酒を虫さされなどなんにでも使用したようですが、効果のほどはいかがだったのでしょうか。

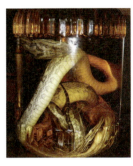
ハブ酒

■ **ミミズ：漢薬名は地竜**

ミミズは漢字では蚯蚓と書き、環形動物門貧毛類に属する動物の総称です。目がないことから「目見えず」が訛ってミミズになったともいわれ、実際に西日本にはメメズと呼ぶ地域もあります。ミミズは約5億年前のカンブリア紀にはその祖先が存在していたと思われ、また、今日、世界の異なる大陸で見つかるミミズは互いによく似ていることから、2億年ほど前の超大陸パンゲアが分裂する前にはすでに存在していたのではないかと考えられています。

このようにミミズは私たちになじみ深い環形動物ですが、その乾燥品は古くから薬として応用されており、生薬名を**ジリュウ**（地

竜)と称します。ミミズの薬としての記録は、1062年に成立した
『図経本草』や1596年に刊行された『本草綱目』にすでに地竜の名
前で掲載されています。一方、ミミズはわが国の民間薬として、
解熱剤などとして応用されてきました。ミミズにはそのほか利尿
作用や鎮痙作用も知られています。

　ミミズには豊富なミネラルのほかに、ライセニン、ルンブロフェブリン、ルンブロキナーゼなどといった成分が報告されています。ミミズの解熱作用の有効成分は皮の部分に存在するルンブロフェブリンであり、その作用は一般に流通している解熱剤のアンチピリンよりやや弱い程度であることが知られています。またルンブロキナーゼには血栓溶解作用のあることも知られています。

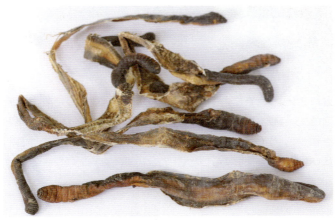

ジリュウ（日本薬科大学漢方資料館蔵）

■**ムカデ**：別名を蜈蚣（ごこう）とも

　ムカデ（百足）は見るからに気味の悪い薬材ですが、古来害虫の毒や小児のひきつけ、蛇傷などに使われてきました。また、韓

国の民間では神経痛や腰痛などにも煎服されているようです。ただし、急性症に短期間使用するもののようです。使用されるのは、オオムカデ科のタイワンオオムカデなどで、市場では体が長くてよく乾燥しており、頭が赤く、背面は黒褐色、腹部が黄色で歩脚が脱落していないものが良品とされるそうです。

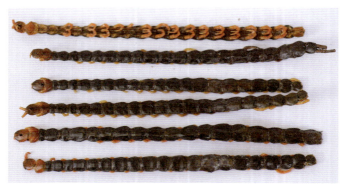

ムカデ（日本薬科大学漢方資料館蔵）

■**ロクジョウ**：春に再生したばかりのまだ袋をかぶった角

　ロクジョウ（鹿茸）とは鹿の袋角のことであり、強精・強壮薬とされます。かつて陰暦5月5日は薬狩りの日でしたが、その目的はロクジョウを採取することでした。

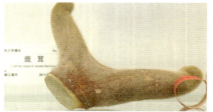

ロクジョウ（日本薬科大学漢方資料館蔵）

第4章

民間薬と近代医薬

この章では民間薬のなかで、近代医薬として認められ、日本薬局方に収載されているものを中心に紹介していきます。前半では植物由来の民間薬について、後半では動物および微生物由来の民間薬について述べます。

近代薬となった植物由来の民間薬

　民間薬といわれてきたもののなかには、その作用が確実なことから、近代医薬として認められ、日本薬局方に収載されているものもあります。というよりもむしろ、天然由来の医薬品はもともとすべて民間薬であったといってもいいでしょう。日本薬局方は現在、5年おきに改定されることとなっており、この本の刊行時に公布されているものは第十六改正日本薬局方（2011年改定）です。この第十六改正日本薬局方には、生薬や漢方薬、これらのエキスなど276品目（PP.201〜203）が掲載されており、これらについても必要に応じて随時説明していくことにしましょう。

　このなかにはゲンノショウコのような、民間薬として著名なものも含まれています。むしろ、現在も民間薬としてのみ残っているものは、なんらかの原因で近代医薬品となれなかったものなのかもしれません。しかし、それらはかならずしも医薬として劣っているというわけではなく、なかには効果は確かではありながら保存性に問題のあるものや、大量生産に向いていないもの、そして大量の消費が期待されないものなどが考えられます。

　それではまず、日本薬局方にも収載されているもののなかから植物由来の民間薬について紹介します。

■アロエ：肌に関係

　アロエ（ススキノキ科）と**ダイオウ**（タデ科）と**センナ**（マメ科）は**世界三大便秘薬**といっていいものだと思います。おもしろいことに、これらは植物分類学的にまったく異なり、その自生地もアロエはアメリカ大陸、ダイオウは中国、センナはアフリカ大陸と

第 4 章　民間薬と近代医薬

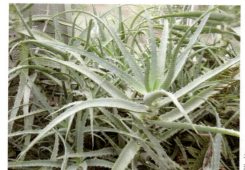

キダチアロエ（日本薬科大学薬用植物園）

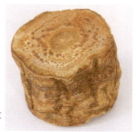

ダイオウ（日本薬科大学漢方資料館蔵）

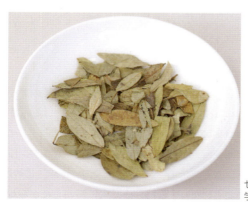

センナ（日本薬科大学漢方資料館蔵）

まったく異なるものでありながら、成分はお互いによく似ているのです。たとえばアロエはアロインやアロエエモジンなどが得られていますが、ダイオウとセンナには共通成分としてセンノシドAが含まれています。このセンノシドAはアロエ成分が2分子結合したような化学構造を有しています。

なお、アロエはかってはユリ科に分類されていましたが、その後、アロエ科、ツルボラン科などと変わり、現在はススキノキ科に分類されているようです。

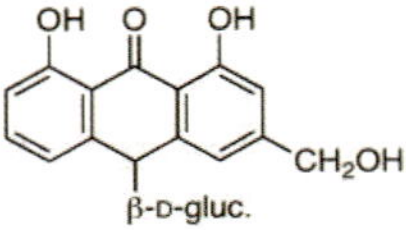

アロイン

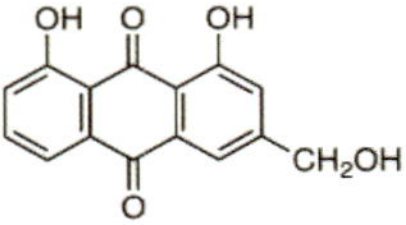

アロエエモジン

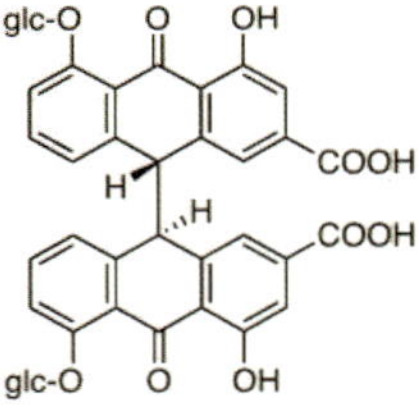

センノシドA

■**インドジャボク**：かつてはインドの民間薬だった

1994年2月、インド南西部のムンバイ（旧ボンベイ）近くのアーメダバードで開催される天然物化学関係の国際学会における招待講演を依頼され、インドに旅行することになりました。

アーメダバードに向かう前に、インドの北西部でパキスタンに接するパンジャブ州にあるパンジャブ大学の生薬学の教授（当時）宅に泊めていただくことになりました。教授宅に滞在しながらパ

ンジャブ大学薬学部の薬用植物園を見学させていただき、ここで初めて、インドジャボク(キョウチクトウ科)の地植えを見ました。インドジャボクは印度蛇木と書き、現地では古くから民間薬として毒ヘビに咬まれたときに使うといわれていました。しかし、その面での効果については疑問視されています。

そのかわりインドジャボクの根の抽出物からはレセルピンという、血圧を顕著に降下させるアルカロイドが含まれていることが発見されました。このアルカロイドは、現在は血圧降下の目的というよりも精神科領域における鎮静剤(メジャートランキライザー)として利用されるようになって今日に至ります。それまでは精神を病む人々は、ただ物理的に押さえつけられていただけでしたが、この薬の出現で、初めて薬による精神のコントロールができるようになったのです。

レセルピン

■ウコン：カレー粉の主成分

ウコン(ショウガ科)は漢字では鬱金と書き、染め物の色の原材植物にもなっています。すなわち、わが国の伝統色の1つである鬱金色を染める材料です。またウコンは、カラシ粉やタクアンの色づけにも用いられています。ヨーロッパにおいてはマーガリンやチーズの着色やサフランの代用として使われたこともあるようです。その色素主成分はクルクミンです。

沖縄では古くから栽培されており、ハルウコン(キョウオウ)、

アキウコン（ウコン）、そしてムラサキウコン（ガジュツ）の3種があります。そして、一般にウコンというときにはアキウコンのことをいいます。ハルウコンは苦味が強く、一方ムラサキウコンはクルクミン含量が乏しく、精油成分が豊富です。通常、カレー粉などに使用されるのもアキウコンです。

　沖縄では二日酔いのとき、アキウコンを擦り、水と味噌を加えて飲み干すとのことです。肝機能の改善作用があるといわれています。ただし特に肝硬変に至った肝障害患者においては、サプリメントとして市販されているウコン製品の通常量の摂取でも重篤な状態におちいったという例も報告されており、その使用には注意を払う必要もあるでしょう。

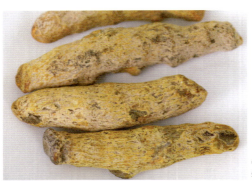

ウコン（日本薬科大学漢方資料館蔵）

クルクミン

■オウギ：重要な漢方用薬の１つ

　オウギ（黄耆）は、韓国産のマメ科のキバナオウギなどを基原とする生薬で、漢方では重要な薬材の１つです。わが国で民間薬として使用されたという記録はありませんが、動物実験でこの薬材から血圧下降活性を示すGABAが単離されています。この研究報告は私の卒業論文の一部となり、のちにドイツの学会誌に報告されました（H. Hikino他, 1976）。GABAはタンパク質構成アミノ酸ではありませんが、血圧下降活性のほかにも種々の生物活性が知られ、またけっこう種々の植物材料から得られることから、さまざまな民間薬の活性成分としてなんらかの役割を果たしていることも考えられます。

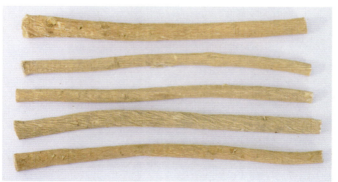

オウギ（日本薬科大学漢方資料館蔵）

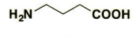

GABA

■オウレン：春を告げる花の1つ

　春先に雪の溶けかかった野山をめぐると、真っ先に白い花をつけるオウレン（キンポウゲ科）に出会うことがあります。オウレンはおおまかにキクバオウレンとセリバオウレンとに分けられ、いずれもその根茎を調製したものを**オウレン**（黄蓮）と称し、黄色のアルカロイドであるベルベリンが含まれています。ベルベリンはあとで述べるオウバクにも含まれていて、苦味健胃薬などとなります。

　福井県大野市では、オウレンの根を乾燥させたものを茶碗に1本入れて湯を注ぎ、黄色い液をそのまま飲む習慣があるそうです（福井新聞社社会部記者、宮崎翔央氏情報）。

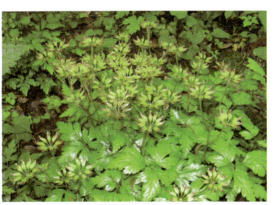

セリバオウレン（東北大学薬用植物園）

ベルベリン

■オオバコ：ビッキ草などとしても知られる

オオバコはオオイタドリとともに、異名の数の多い植物の1つとして知られ、本田正次ほか監修の『日本植物方言集』では209個が数え上げられています。仙台で育った私は子供のころ、オオバコのことをゲーロッパ（カエルの形をした葉というような意味）と呼んでいました。地上部の全草を**シャゼンソウ**（車前草）、そしてその種子を**シャゼンシ**（車前子）といいます。車前子は民間でもセキ止めなどに使われました。

■カイニンソウ：しゃこ菜とも

カイニンソウはマクリともいい、本州最南端の潮岬以南に産するフジマツモ科の海藻です。古来わが国の民間で回虫駆除薬として使われていましたが、その後、その有効成分として大阪薬専（当時、のちに東北大学薬学部教授）の竹本常松博士らによりカイ

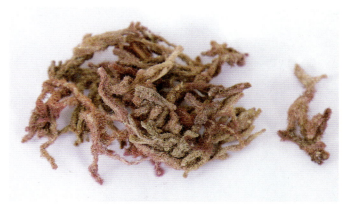

カイニンソウ（日本薬科大学漢方資料館蔵）

ニン酸が得られました。現在、わが国では、回虫駆除の目的でこの薬を使うことはほぼなくなってしまいましたが、カイニン酸とその類似物質はカイノイドとして、脳の神経科学分野にて重要な薬物となっています。カイニン酸は日本薬局方にも収載されている医薬品です。

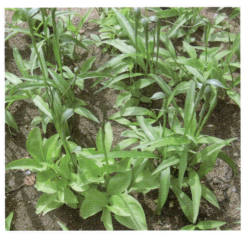

カイニン酸

■カラスビシャク：サトイモの仲間

コンニャクイモには強いエグミがあり、そのままではとても食べられたものではありません。しかし、コンニャクイモをコンニャクに加工することによってとてもおいしく食べることができるようになります。

コンニャクイモやクワズイモの属するサトイモ科の植物には毒草が多いです。そのなかにカラスビシャクもあります。カラスビ

カラスビシャク（東北大学薬用植物園）

シャクの塊茎を生薬名**ハンゲ**(半夏)と称し、漢字では半夏と書き、鎮吐作用があります。また民間では、つわり止めに応用されています。ハンゲは漢方処方にも用いられ、たとえば、小柴胡湯(しょうさいことう)の処方は、サイコ(7)、ハンゲ(5)、ショウキョウ(4)、オウゴン(3)、タイソウ(3)、ニンジン(3)、カンゾウ(2)となっています。

　先に述べましたが、サトイモ科の仲間の植物には食べられないものが多く、サトイモがそのまま食べられるのは例外的です。たとえばクワズイモは沖縄などに自生するサトイモ科の植物で、大きなイモとなりますが、その名前のとおりエグミがあってとても食べられたものではありません。ある晩、研究室に「家族がクワズイモを食べてしまったのですがだいじょうぶでしょうか？」という電話での相談がかかってきました。命に関わる可能性は低いとは考えられますが、強いえぐみのためにだいぶ不快な思いをしたことと思います。それにしてもいろいろなものを食べてみる人がいるものだなあと、妙な感心をしました。

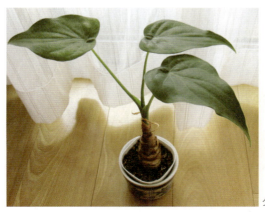

クワズイモ

■カンゾウ：醤油の甘味

　現在、日本でもっとも大量に中国から輸入している生薬の1つが**カンゾウ**（甘草）です。カンゾウはマメ科のカンゾウの地下部を乾燥させた生薬で、漢方処方に多く使われます。この生薬には甘味成分であるグリチルリチンが含まれており、矯味の目的にも使用されています。カンゾウはまたしょう油に甘味をつけるためにも使用され、わが国ではこの目的で使用される量が大変に多いのです。いわゆるリコリスキャンデーも、この甘草の甘味を使ったものです。カンゾウは現在、自生しているものが採取されているのですが、資源の枯渇の心配も懸念され、わが国において栽培研究もさかんに行われているところです。

　なお、ここでいう甘草は、ユリ科のカンゾウ（萱草：ワスレグサともいう）の仲間とは異なるものです。また、カンゾウのことを英語でリコリス（licorice）といいますが、この場合のリコリスのスペルはヒガンバナの属名のリコリス（*Lycoris*）とは異なりますので、混同しないように注意してください。

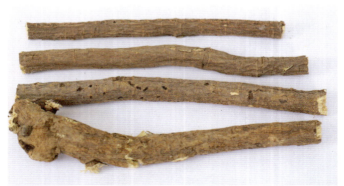

カンゾウ（日本薬科大学漢方資料館蔵）

■ キキョウ：万葉時代のアサガオ

　キキョウはキキョウ科の多年草で、風情のある紫色（白色やピンク色、紫色と白色の絞りなどもある）の花をつけます。その根を**キキョウコン**（桔梗根）として漢方にも用いられます。民間薬としてはタン切りなどの目的で使用されるほか、水でさらしたもの

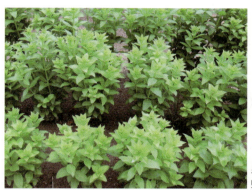

キキョウ（宮城県薬用植物園）

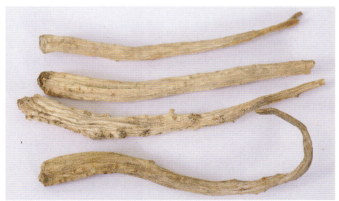

キキョウコン（日本薬科大学漢方資料館蔵）

が食用となります。朝鮮半島ではこれをトラジと称しているそうです。この根にサポニンが含まれていることからタン切りなどの作用があるわけですが、食用とする場合にはさらしが足りなくてサポニン含量が多いと中毒する可能性があります。

奈良時代の末に成立した『万葉集』においては秋の七草の1つにアサガオが詠われていますが、現在一般にアサガオとして知られているヒルガオ科の植物は『万葉集』の成立後に中国大陸からわが国に遣唐使によってもたらされた植物です。したがって、秋の七草のアサガオはキキョウであるというのが定説となっています。

■キク：不老長寿の薬として渡来

わが国に自生する菊の花の形をしたキク科の植物は、おおまかにクリサンセマム属植物とアスター属植物に分けられます。そのなかでクリサンセマム属に属するのはハマギクなどの少数の例外であり、ほとんどはヨメナやノコンギク、シオンなどアスター属の植物です。

一方、現在、いわゆる大菊や小菊などの鑑賞菊として栽培されているものはクリサンセマム属の植物ですが、そのもととなるものは奈良時代の末から平安時代の初めに遣唐使が不老長寿の薬としてわが国にもち込んだと考えられます。すなわち、鑑賞用のクリサンセマム属のキクは現在、園芸植物として扱われていますが、もともとは薬として導入されたものなのです。

日本に入ってきたキクは観賞用に改良が重ねられ、今日のような見事な大輪のものや多花性のものなど種々の園芸品種が現れているわけです。また、わが国で改良されたキクは海を渡ってさらに改良され、鉢花として適したポットマムなどとして逆輸入もされています。一方、各種のキクのなかには、花を食用とする"も

ってのほか"などという品種もあり、特に山形あたりでよく食べられます。さらに、キクの花は**キクカ**(菊花)の名称で日本薬局方に収載されています。

中国大陸には数字の奇数を陽、偶数を陰とし、陽のなかでも9をその最たるものと考える思想があって、5節句(1月7日、3月3日、5月5日、7月7日、9月9日)中、9の字が2つ重なる9月9日は特に「重陽の節句」として祝います。この日はまた、「菊の節句」ともいわれます。

キクと同じように中国大陸から遣唐使がわが国に薬用植物としてもたらし、その後、園芸植物となった代表的なものにはほかにアサガオやボタンなどもあります。

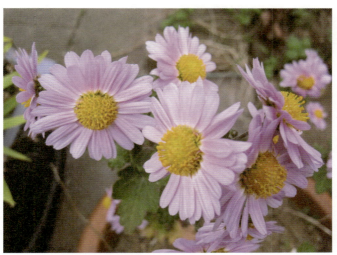

コギク(宮城県仙台市太白区)

■キササゲ：利尿薬

ノウゼンカズラ科の**キササゲ**にはマメ科のササゲ（豆）のような細長い果実がつきます。これを集めて乾燥させたものが民間で利尿薬として用いられます。キササゲはわが国の民間薬のなかでもかなり信頼されている生薬であり、日本薬局方にも収載されています。キササゲからは、カタルポールやカタルポシドという化合物が得られています。

キササゲ（日本薬科大学漢方資料館蔵）

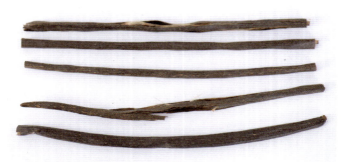

カタルポール　R = H
カタルポシド　R = —OC₆H₄—OH

■キナノキ:キニーネの原料植物

　キニーネはアカネ科のキナノキから得られるアルカロイドでマラリアの特効薬です。もともとは南米のペルーおよびボリビアにわたるアンデス山中を原産地とする高木で、解熱を目的とした民間薬でした。しかし、現在、キナノキは近代薬キニーネの原料植物としてジャワ島などで栽培されています。

　キナノキはもともとめずらしい植物であって、現在のようにその有用性が見いだされ、栽培されるようなことがなければ絶滅する恐れもあったといわれています。実際、その有用性が見いだされぬままに絶滅してしまった植物もあるでしょうから、現在存在する各植物の有用性について早急によく調べておく必要があるでしょう。

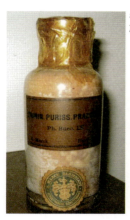

キニーネの入った瓶(著者蔵)

キニーネ

■キハダ：黄色い樹皮を使う

　キハダはわが国に多く自生するミカン科の落葉高木であり、その表皮の1つ下の黄色い皮を生薬として用います。このものの乾燥品を漢方では**オウバク**（黄柏または黄檗）といいますが、わが国の民間でも苦味健胃薬とします。ガリア科の常緑低木であるアオキの葉とこのキハダの皮とを混ぜて煮出したものを煮つめたものは**陀羅尼助**と称して使用されます。そのほか、煉熊（ねりぐま）や百草と称されるものもつくられます。陀羅尼助には強い苦味があることにより、僧侶の修行中の眠気ざましにも使われたといいます。

　この生薬の主成分は黄色をしたベルベリンであり、黄柏はまた黄色の染料としても使われます。このもので染めた黄柏紙は虫害を受けにくく、お経の用紙に使われたりします。ベルベリンは黄柏のほか、メギ科のメギやナンテン、キンポウゲ科のオウレンからも得られ、その化学構造式はオウレンの項で示したとおりです。

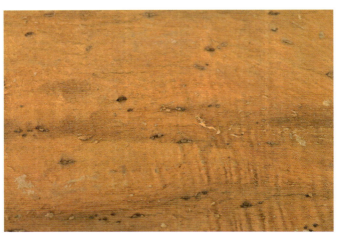
オウバクの表面の模様（日本薬科大学漢方資料館蔵）

第4章　民間薬と近代医薬

　キハダ由来の黄柏を配合した薬の1つに、家庭薬の代表ともいえる**正露丸**(大幸薬品)があります。正露丸は今日でも食あたりや冷えによる下痢、そして歯痛などによく使用されます。このポピュラーな医薬品は、日露戦争の開戦直前の1902年に発売されました。当時の陸軍では、この丸薬をクレオソート丸と呼んでいて、森林太郎(鷗外)ら陸軍の軍医たちは、脚気が未知の微生物による感染症であろうという仮説を確信していて、強力な殺菌力をもつクレオソート丸は脚気に対しても有効であるに違いないと考え、日露戦争に向かう将兵に連日服用させました。もちろんこの薬は脚気には効果がありませんでしたが、その止瀉作用(下痢止め)や歯痛を押さえる効果は帰還した軍人たちによって喧伝され、その後、あまりにも一般的な家庭薬の1つとなったわけです。正露丸は、この薬の服用でロシア(露西亜)を征したということから、もともとは「征露丸」と書きましたが、国際信義上好ましくないという配慮から「正露丸」と書くようになり、今日にいたります。

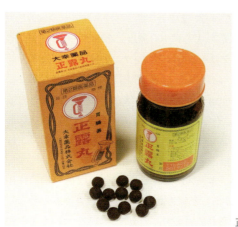

正露丸

■**クコ**：何年かおきにブームが起きた

　クコ（ナス科）は漢字では枸杞と書きます。この名前の由来は、枸（カラタチ）のような棘をもち、茎が杞（コリヤナギ）の枝のようであることから名づけられたといいます。枸杞は『神農本草経』では上品（じょうほん）に収載されており、「久しく服用すると筋骨をしっかりとさせ、身を軽くし老いない」とあり、不老長寿の効果があるといわれ、根・葉・花・実などの使用部位を特定せずに用いられていました。その後、唐（618〜907）代までに、使用部位によって**クコシ**（枸杞子／果実）や**ジコッピ**（地骨皮／根皮）などに分けられ、別々の効能を目的として使用されることになりました。

　クコはわが国最古の本草書である『本草和名』（918年）にもすでに記載されています。また、クコはその果実が薬膳料理の定番であり、さらに、杏仁豆腐にちょこんとのっていたりもするのでおなじみかもしれません。枸杞子の成分としてはコリンのほか、大量のグルコースが入っています。だから甘いわけです。料理に利用されるほか、その葉（枸杞葉）も茶として応用され、私たちにとてもなじみ深い植物となっています。

　クコ属の植物は温帯を中心に100種ほどあるとされますが、そのうち枸杞子とは、クコあるいはナガバクコの成熟した果実を乾燥させたものであり、紡錘形あるいは楕円形をしていて、長さは1〜2cm、巾は3〜8mmです。枸杞子は古くから民間薬として用いられていますが、科学的な研究も進められており、抗脂肪肝作用、肝機能保護作用、コレステロール低下作用、血糖値降下作用などの薬理作用が報告されています。

　また、近年、枸杞子エキスには、ビタミンCの2倍の美白作用と6倍の抗酸化作用があると報告され、杞菊地黄丸（こぎくじおうがん）や右帰飲（うきいん）などの漢方方剤にも配合されています。一方、クコやナガバクコの根

の皮の乾燥品である地骨皮には解熱作用や血圧下降作用などが知られていますが、そのエキスに動物実験で強い血圧降下が認められたので、活性成分を探索したところ、新奇なアルカロイドが得られたので、これらをクコアミン類と命名して化学構造を解明しました。この成果は私の薬学博士論文の一部ともなった研究で、学会誌にも掲載されました (S. Funayama ほか, 1980)。

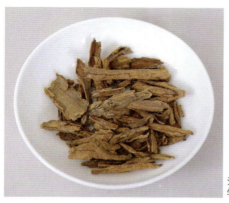

ジコッピ（日本薬科大学漢方資料館蔵）

クコアミンA

クコアミンB

■クズ：吉野葛が有名

　クズはマメ科の多年生の落葉つる性植物です。きわめてじょうぶでかなり繁茂するのでご覧になった方も多いと思います。この植物の地下には大きな根が生長し、冬に採取した根を**カッコン**（葛根）と称して、有名な葛根湯（かっこんとう）などの漢方処方にも使われる重要な生薬となります。また、このものから採取されたデンプンはクズ

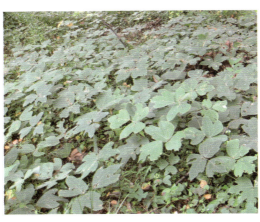

クズ（日本薬科大学キャンパス）

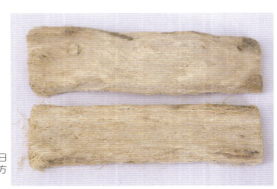

板（いた）カッコン（日本薬科大学漢方資料館蔵）

粉として市販されています。かつて風邪をひいたときには、決まって母がクズ粉に砂糖を加えて熱湯を注ぎ、とろりとさせたくず湯をつくってくれたものでした。

　クズの語源は昔、奈良県吉野郡国栖に住む人たちがこの植物の根からデンプンを採取していたことにちなむとも、また、"葛"の音が転訛したとも、さらには種を蒔かなくとも生えることから"蒔かず"が転訛したともいわれています。クズは葛根の基原植物となり、その根のデンプンが利用されるほか、茎のつるからは繊維を取って織物の葛布とします。このようにクズは有用な植物ではありますが、繁茂するままにしておくとはなはだしく生長して電柱でも住宅でも覆ってしまいます。この植物を日本から導入したアメリカでは、現在、その駆除に苦慮しているといいます。かつてミシシッピ州を旅行したとき、大きな廃屋をそれこそ屋根の上までクズが完全に覆っているのを見たことがあります。

　一方、クズの花はけっこう美しく、折口信夫（＝釈超空、1887〜1953）の和歌にある「葛の花踏みしだかれて色あたらし　この山道を行きし人あり」は、とても印象的です。

■クチナシ：その色素成分はサフランと同じ

　クチナシはわが国の静岡以西に自生するアカネ科の常緑樹です。中国名は梔子ですが、これはその果実が卮（酒を貯蔵する壺）に似ていることから、この字に木偏をつけて植物名にしたといいます。

　わが国の皇室においては、皇太子しか着用できないという黄丹の袍という衣装がありますが、その染色にはクチナシの果実および紅花由来の染料が用いられるといいます。クチナシの果実は**サンシシ**（山梔子）と称し、漢方用薬として用いられます。また、この果実は薬としてのほか、料理にも用いられ、スペインの民族料

理であるパエリアなどに用いられるサフラン（後述）に含まれる色素成分と同じ、黄色色素のクロシンを含んでいます。

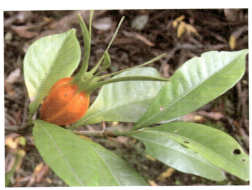

クチナシ（奈良県奈良市海龍王寺近く）

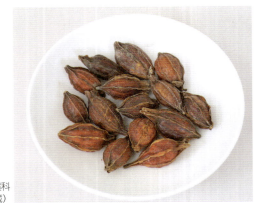

サンシシ（日本薬科大学漢方資料館蔵）

$C_{12}H_{21}O_{10}$-OOC〜〜〜〜〜COO-$C_{12}H_{21}O_{10}$

クロシン

■クララ：名前はその苦さから

　クララはマメ科に属する落葉低木で、野山を散策するとけっこう目にすることが多い植物です。クララという名前はなんとなくバタ臭いですが、実のところこの名前の由来は「眩草(くららくさ)」、すなわちその根汁をなめるとあまりにも苦くて目がくらんで「クラクラとする」というところからきているとのことです。一方、クララは苦辣(くらつ)の意であるという説もあります。その根を調製した生薬の名称

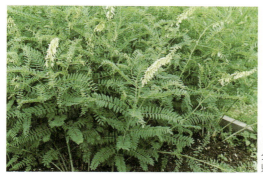

クララ（青森県青森市）

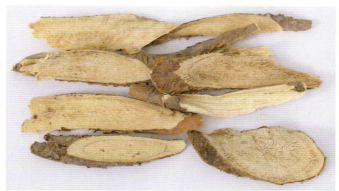

クジン（日本薬科大学漢方資料館蔵）

は**クジン**（苦参）であり、この名前で日本薬局方に収載されています。健胃・消炎・止瀉剤として内服されます。

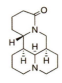

マトリン

クララはわが国の民間では、便所のうじ殺しや外用としてあせもなどに応用され、全草を煎じたものは牛馬の皮膚殺虫薬や植物の害虫駆除に用いられてきました。またこの植物からは苦味成分としてアルカロイドのマトリンなどが得られます。マトリンの名前は、クララのことを地方によってはマトリグサと称することによります。

■**ゲンノショウコ**：民間薬の雄

ゲンノショウコ（フウロソウ科）はわが国の三大民間薬の1つとされており、整腸剤などとして使用されています。園芸植物のゼラニウムと同じ属の植物であり、花は小さいもののゼラニウムにも似ていてなかなかキレイです。ただし、この植物、じょうぶすぎていわゆる雑草としてはびこります。薬としては、ゲンノショウコの地上部を乾燥したものが用いられますが、ゲンノショウコの花色は関東から東は白色であるのに対して、西に産するものはピンク色をしていて、同じように用いられます。ゲンノショウコは、下痢のときには下痢を止め、便秘のときには便通をよくするという不思議かつ都合のよい性質をもった生薬で、その効き目が確かなゆえにゲンノショウコ（現の証拠）の名前があるわけです。

ゲンノショウコには地方により異なる呼び方が数多くあり、本田正次らによってまとめられた『日本植物方言集』（八坂書房、1972年）によれば98個知られているといいます。このなかには、イシャイラズ（秋田、和歌山、岡山など）やイシャコロシ（埼玉、島根など）、イシャナカセ（静岡、富山など）、クスリノハナ（兵庫）のよ

うに、この植物の薬としての作用にちなんだものも多くあります。このことは、ゲンノショウコが民間薬として信頼を得、古くから、また広く使われてきたことの証でしょう。ゲンノショウコは現在、日本薬局方にも収載されています。

その化学成分としては、タンニン、ケンペロール、ケルセチン、アセチルコリン、コハク酸、没食子酸などが報告されていますが、生薬の有効成分としての本体はタンニンです。このものはゲラニインと名づけられており、糖を中央に挟んだ複雑な構造を有しています。

なお、猛毒性のあるトリカブト類(キンポウゲ科)とゲンノショウコの葉の形はちょっと似ていて、トリカブト類をゲンノショウコと間違えて服用してしまうという事故もけっこう多く発生していますから、十分な注意が必要です。

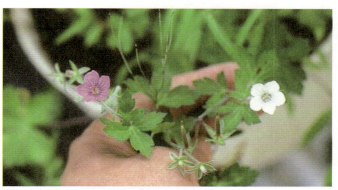

ゲンノショウコの赤花と白花(宮城県仙台市太白区)

■**ゴボウ**:その種子に著効が?

ゴボウの種子を**ゴボウシ**(牛蒡子)といい、強精などの目的で服用されることがあります。一方、第5章でも述べますが、チョウ

センアサガオの根はゴボウとよく似ており、ゴボウと間違えて食べて中毒を起こした例がありますので注意してください。

■サフラン：パエリアにも使う

　サフランは、南ヨーロッパ原産のアヤメ科の植物で、春に咲くクロッカス（アヤメ科）と同じ仲間です。クロッカスとよく似た形の藤紫色の花を秋に咲かせますが、この花の色はほかの花にはないとても印象的なものです。サフランは別名として薬用クロッカスと呼ばれることもあります。

　サフランの雌蕊は赤くて長く、先が3本に分かれていますが、

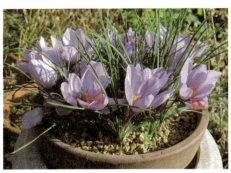

サフラン（宮城県仙台市太白区）

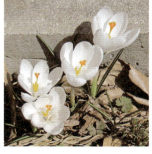

クロッカス（品種はジャンヌ・ダルク、宮城県仙台市太白区）

これを集めて乾燥させたものが生薬の**サフラン**(番紅花)です。薬としてわが国では、塩竈蠻紅華湯が和漢薬製剤として販売されています。塩竈蠻紅華湯は古くから実母散、中将湯と並ぶ三大婦人薬として広く愛用されてきました。またサフランはパエリアなどの料理にも使われます。

サフランを大量に集めて調製するのは大変であり、重量あたりもっとも高価な生薬の1つとなっています。その色素はクロシンですが、これは前述のクチナシの色素と同じです。その化学構造は本章のクチナシの項に示しました。

■サルトリイバラ:サンキライ

サンキライは山帰来と書きます。この名前で日本薬局方に収載されていて、利尿・解熱・解毒薬などとして使われます。サルトリイバラはかつてはユリ科に分類されていました。しかしながら、この植物は、ひと目見たときには、とうていユリ科の植物とは思えない姿をしています。現在は、シオデ科のシオデ属と新た

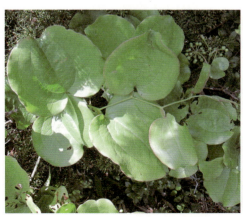

サルトリイバラ(日本薬科大学キャンパス)

に分類し直されました。

　その昔、あるところでは梅毒患者は山に追われるということが一般的に行われたことがありました。山に追われた患者は、山でやがて死んでしまうわけです。ところが元気になって帰ってきた人がいました。わけを聞くと、わが国のサルトリイバラに似た植物の根を食べていたとのこと。これが山帰来という名前の由来ともいわれています。

■**サンショウ**：わが国産の古い香辛料の1つ

　コショウやトウガラシはインドや南アメリカ大陸原産でしたが、**サンショウ**（山椒）は歴としたわが国原産の植物から調製される香辛料です。

　サンショウの葉や果実には独特の芳香と辛味があり、新芽と若い葉は「木の芽」と呼ばれ、香りが強く、吸い口や和え物などに使われます。一方、果実のほうも、「山椒は小粒でもぴりりとからい」でおなじみのものです。成熟した果実から種子を除いて粉末にしたのが粉山椒（こなざんしょう）で、ヤキトリやウナギの蒲焼きにはなくてはならない香辛料となっています。このようにサンショウは香辛料として使われるほか、生薬としても使われており、日本薬局方

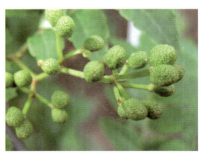

サンショウ（東北大学薬用植物園）

にも収載されています。サンショウには舌がしびれるような独特のからさがありますが、それはサンショウの辛味成分に麻痺作用があるためです。

ミカン科の植物には薬用や香辛料として使われるものが多く、サンショウもミカン科の植物です。香辛料におけるサンショウとはサンショウの成熟した果皮のことをいい、果皮から分離した種子をできるだけ除いて製します。果皮の外面は暗黄赤色〜暗赤褐色で、多数のくぼんだ小点があり、内面は淡黄白色をしています。

サンショウはわが国では、沖縄を除く北海道から九州の明るい樹陰に自生しており、栽植もされます。1〜3mになる雌雄異株の落葉低木で、葉柄の基部に1対の棘がついています。

一方、イヌザンショウはわが国の山野に自生する同じ属の落葉低木で、その複葉はサンショウに似ていますが、棘は互生している点が異なります。香味はサンショウのようにはよくなく、香辛料としては使われていません。植物名で「イヌ」とつく場合はたいてい、それと似た植物と比べて「役に立たない」という意味合いがあります。確かにイヌザンショウは香辛料としては役に立っていませんが、その葉は犬山椒末（いぬざんしょうまつ）として楊梅皮末（ようばいひ）および黄柏末と配合して、卵の白味で練って打撲傷に外用するという民間療法が知られています。

さらに同属の植物には、カラスザンショウという、樹高が15mにも達する落葉高木がありますが、この果実はいわゆるサンショウには使われません。カラスザンショウの黒く熟する種子は鳥が好んで食べますが、この名前もカラスが集まって種子を食べることからつけられたといいます。

トウガラシやコショウと異なり、サンショウはわが国に自生する香辛料原料植物です。そのため、その利用の歴史も古いもので

す。『古事記』の神武天皇の御製にすでに「みつみつし(厳々し)久米の子らが垣下(もと)に植ゑし山椒(はじかみ)、口ひひく(痒く)吾は忘れじ撃ちてしやまむ」という一節があります。ハジカミとはサンショウの古名です。よって、サンショウは少なくとも『古事記』の成立した西暦712年には知られていたわけです。

現在、サンショウには医薬としての応用もあり、芳香性苦味健胃薬として苦味チンキの原料とします。またその粉末は配合剤(胃腸薬)として用いられます。先にも少し触れましたが、料理には、細胞を壊して中に含まれる芳香が立つように、サンショウの葉を手の平にのせ、もう片方の手でパンとたたいてタケノコ料理や田楽に添えて使ったりします。また幹は折れにくいため、すりこぎやステッキなどに利用されてきました。ただ昨今市販されているものの多くは、どうやらカラスザンショウを材料としたもののようです。

サンショウは現代の正月の屠蘇散(とそさん)にも配合されています。屠蘇散にはいろいろな処方があり、たとえば、『本草綱目』では赤朮(アカアズキ)・桂心(ケイシン)・防風・抜契・大黄・烏頭・赤小豆を挙げていますが、現在では作用の強い烏頭や大黄などは使わないようになっており、山椒・細辛・防風・肉桂・乾薑・白朮(びゃくじゅつ)・桔梗という処方が用いられるのが一般的なようです。今度、屠蘇散を手にされたら、ぜひ、その処方を確かめてみてください。

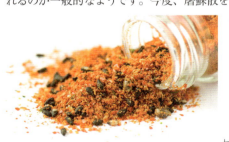

七味唐辛子

サンショウの果皮は七味唐辛子(七色唐辛子)にも配合されます。大手食品メーカーのSB食品の社員は、自社の七味唐辛子の配合を「カラゴケノアサチンサン」と覚えているそうです。すなわち、「カラ(唐辛子)・ゴ(胡麻)・ケ(ケシの実)・ノ(海苔)・アサ(麻の実)・チン(陳皮＝ウンシュウミカンの皮の乾燥品)・サン(山椒)」です。七味唐辛子はわが国で生まれた配合香辛料の傑作の1つといえましょう。

サンショウの辛味の主成分はアルカロイドのサンショオール類です。実におもしろいことに、サンショオール類の化学構造は、別の項で取り上げたコショウの辛味主成分であるピペリンや、トウガラシの辛味の主成分であるカプサイシンともよく似ているところがあり、図にサンショオールαの化学構造をピペリンやカプサイシンといっしょに示しますが、いずれも分子内に窒素(N)を含んでおり、アルカロイドと称する一群の化合物に属します。またアミド(図中の破線で囲った部分)と称される部分結合も共通に有します。それぞれまったく異なる植物から得られたものなのに、辛味のある成分として得られた化合物の化学構造に共通性があるのはとてもおもしろいことだと思います。

サンショオールα

ピペリン

カプサイシン

■シソ：原種は赤ジソのほう

シソはシソ科の1年草で、**ソヨウ**（蘇葉）の名前で日本薬局方に収載されています。コショウ、サンショウ、ワサビ、カラシなどとともにわが国でよく使われている香辛料の1つであり、香り成分としてペリラアルデヒドを含みます。葉はそのままでは香りをだしませんが、採取して揉むとよく香ります。

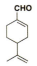
ペリラアルデヒド

青じそは大葉（おおば）の名称で1年中買えますが、これは電照栽培によって1年中市場に提供できるようにされています。なおシソは中国原産であり、赤ジソのほうが原種なのだそうです。

■シャクヤク：花相ともいわれる

中国東北部の原産とされますが、わが国にはおそらく平安時代に薬としてもたらされたものと思われ、『延喜式』（927年）に山城、相模、武蔵などからシャクヤクが典薬寮に貢進された記事があり、すでに薬草として栽培されていました。その後、安土桃山時代になって観賞用に栽培されるようになったのです。江戸時代には茶花としても重用されますが、この目的にはわが国に自生しているヤマシャクヤクが大変に趣きがあります。

シャクヤクはボタン科の植物ですが、ボタンが木本性であるのに対し、シャクヤクは草本性で冬場には地上部がなくなります。またボタンを花王と呼ぶことがありますが、これに対してシャクヤクは花相と呼ばれることがあります。さらに美人の形容として、「立てば芍薬、座れば牡丹、歩く姿はユリの花」ともいわれるように、よくボタンと対比される植物です。

シャクヤクの根を乾燥させたものを**シャクヤク**（芍薬）と称して薬用に用い、消炎・鎮痛・抗菌・止血・抗けいれん作用などがあ

ります。実際に使用する際には根の皮を除く場合が多いといい、化学成分としてはペオニフローリンなどを含みます。腹痛や身体手足の疼痛、下痢、冷え性や婦人病によいとされ、また脂質抑制作用や抗酸化作用もあるともいわれ、美容業界にも注目されているようです。一方のボタンでは、シャクヤクとは逆に芯を抜いて**ボタンピ**(牡丹皮)として使います。頭痛・腰痛・婦人病などの

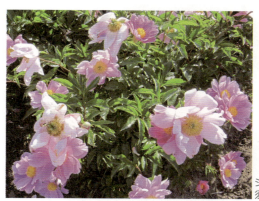

シャクヤク(福島県須賀川市牡丹園)

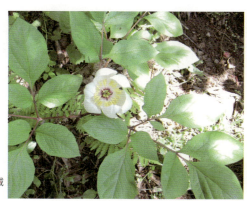

ヤマシャクヤク(宮城県仙台市太白区)

治療に応用され、その主成分はペオノールです。

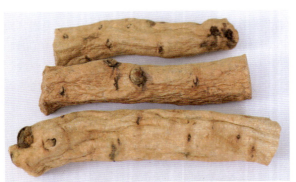

シャクヤク（皮が除かれている／日本薬科大学漢方資料館蔵）

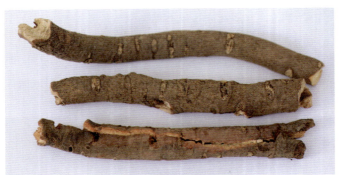

ボタンピ（芯抜きがしてある／日本薬科大学漢方資料館蔵）

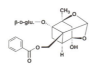

ペオニフロリン　　　ペオノール

■ショウガ：風邪のときに

　ショウガはショウガ科に属する多年草で、熱帯アジアの原産といわれています。わが国には古く伝来したようで、奈良時代の天平年間（729〜749年）の古文書にはすでにショウガについての記載があるといいます。ショウガは、漢字では"生姜"または"生薑"などと書きます。この項では漢字で書く場合、生姜の書き方で統一しておきましょう。なお、その根茎を生薬の世界では「生姜」

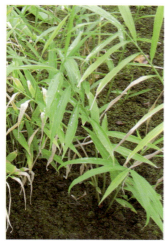

ショウガ（品種は金時、日本薬科大学薬用植物園）

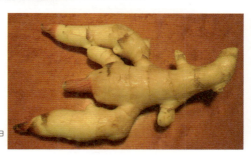

市場にでているショウガ（左側が芽）

と書いて**ショウキョウ**と読みます。

　ショウガの学名は*Zingiber officinale*ですが、officinaleには「薬用に供される」といった意味があります。ショウガのことを英語ではジンジャー（ginger）といい、ジンジャーブレッドやジンジャーエールなどとしても知られています。このように洋の東西を問わず、ショウガは古くからよく使われてきた植物といえます。ショウガはおもにその根茎を食用とし、独特の芳香と辛味があることから、わが国では紅生姜や寿司のガリなどとしてよく使われます。カツオにもよく合い、さらには魚料理の臭みを取る働きなどもあります。また、生薬としては身体を内側から温める作用や消化器に対する作用のほか、矯味作用（薬を飲みやすい味に変える作用）なども期待され、さまざまな漢方処方に応用されています。ショウキョウは日本薬局方にも収載されています。

　日本薬局方においてショウキョウとは、ショウガの根茎を乾燥したものですが、もともとの中国大陸における生姜は新鮮なショウガの根茎のことであり、わが国で現在使用している乾燥作業を

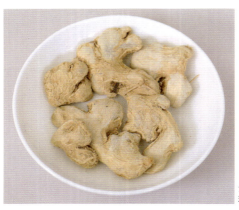

ショウキョウ（日本薬科大学漢方資料館蔵）

加えたショウキョウは中国大陸における乾生姜にあたります。なお、わが国における**カンキョウ**（乾姜）とはショウガの根茎を蒸したのち乾燥したものです。

　生姜には香りのほか、強い殺菌作用もあり、寿司とともにこのものから製するいわゆるガリを食べることは理にかなっていると考えられます。生姜は芳香性健胃薬、食欲増進薬として有用ですが、漢方処方に多用されるのは、その矯味、矯臭作用もおおいに関係しているといわれます。

　生姜は漢方処方用薬とされ、かぜ薬、健胃消化薬、鎮吐薬、鎮痛薬とみなされる処方およびそのほかの処方に高い頻度で配合されています。有名な葛根湯にも、葛根、麻黄、大棗、桂皮、芍薬とともに配合されています。

　ショウガにはピリッとする辛味成分が0.6〜1.0%含まれており、その主成分は[6]-ギンゲロール（[6]-gingerol）です。香辛料であるトウガラシやコショウ、サンショウの辛味成分であるカプサイシンや、ピペリン、サンショオールは、分子の中に窒素（N）が入っ

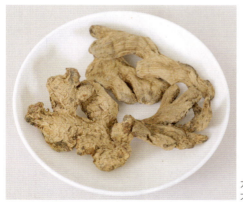

カンキョウ（日本薬科大学漢方資料館蔵）

ているアルカロイドと称される一群に属する化合物ですが、[6]-ギンゲロールの分子には窒素を含まず、アルカロイドではありません。ただ、化合物全体の骨格（形）がトウガラシの辛味主成分であるカプサイシンによく似ていることはとても興味深いことだと思います。

[6]-ギンゲロール

[6]-ショーガオール

カプサイシン

なお、[6]-ギンゲロールは乾燥や加熱処理により[6]-ショーガオールに変化しますが、両者の生物活性は異なり、生のショウガの根茎を乾燥・加熱する処理には大きな意味があります。

■**セイヨウシロヤナギ**：この植物からアスピリンが生まれた

中央〜南ヨーロッパに自生するセイヨウシロヤナギ（ヤナギ科）の樹皮は、民間薬として解熱鎮痛の目的で使用されていました。そしてこのものからは有効成分としてサリシンが得られました。サリシンを加水分解することによってサリチルアルコールが得られ、さらにこのサリチルアルコールを酸化することによって得られるのがサリチル酸です。

一方、まったく別の植物であるバラ科のセイヨウナツユキソウから得られた一成分は、この植物の旧属名にちなんでスピル酸と名づけられていました。しかしその後、この化合物は先にサリシンから調製されていたサリチル酸そのものであることがわかりました。

サリチル酸(スピル酸)には解熱鎮痛作用がありますが、この化合物に同時に胃を荒らす作用も強いことがわかりました。ところが、サリチル酸に化学操作を加え、水酸基をアセチル化したアセチルサリチル酸は胃を荒らす作用が弱いうえに、強い解熱鎮痛作用を有することがわかったのです。アセチルサリチル酸は上記のスピル酸をアセチル化したものに該当することから、ア(セチル)化されたスピル酸ということで、その語尾を変えて命名されたのがアスピリンという名称です。

実はこの化合物は1853年にすでに合成が報告されていた化合物でした。アスピリンは1899年にはドイツのバイエル社によって製造販売され始め、世界中で広くかつ大量に使用されるようになって現在に至ります。

アスピリンは、体内に入ると迅速に分解されてサリチル酸となります。アスピリンは有用な医薬品ですが、大量のアスピリンの服用は命にもかかわります。体重60 kgのヒトのアスピリン服用における半数致死量は約20 gと推定されます。また、アスピリンは小児に激しい嘔吐、意識障害、けいれん、肝臓障害、低血糖症な

サリシン　サリチルアルコール　サリチル酸　アスピリン

モルヒネ　R = H
ヘロイン　R = COCH₃

どのような重篤な副作用を示すことがあり、これはライ（Reye）症候群と呼ばれています。ただし、アスピリンとライ症候群の関連性についてはまだわからないところもあるようです。

なお、アスピリンが発売された1899年には、同じバイエル社によってモルヒネをアセチル化したヘロインも発売されています。ヘロインはきわめて耽溺性の強い麻薬であり、現在、医療に使用されることはありません。

アスピリンとヘロイン同時発売時のポスター（バイエル社）

■センブリ：苦い生薬

センブリはリンドウ科に属する植物で、小さいけれどもなかなかにキレイな花をつけます。全草が大変に苦く、千回振りだしてもまだ苦いので、千振りの名前がつきました。おもに苦味健胃薬として用いられます。その苦味主成分としてはスウェルチアマリ

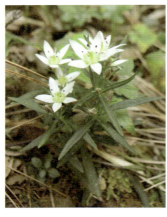

センブリ

センブリには**トウヤク**（当薬）という生薬名も与えられていますが、わが国独特の民間薬であり、漢方には使えません。ゲンノショウコ、ドクダミとともに日本三大民間薬の1つに数えられています。昨今、センブリエキスは毛根を直接刺激して、毛根の血流を促進し、髪の毛の成長を助ける作用があるとのことで、発毛剤にも配合されています。

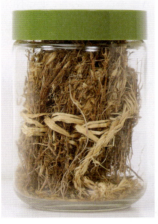

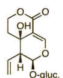

スウェルチアマリン

センブリ（日本薬科大学漢方資料館蔵）

■ トウガラシ：日本薬局方名ではバンショウ

トウガラシ（唐辛子）は香辛料としてなじみ深いものですが、民間薬的には健胃剤や凍傷予防などに用いられます。私がまだ幼いころ、漁港で有名な宮城県塩釜市から、仙台市内にある私の家に魚の行商にきていたおばさんが長靴にトウガラシと稲わらを入れていたのを覚えています。こうすると温まってしもやけにならないのだと聞きました。トウガラシにはアルカロイドのカプサイシン（前出）が含まれます。

わが国ではトウガラシは南蛮貿易でヨーロッパから導入されたので南蛮辛子または南蛮と称することがあります。一方、豊臣秀吉が朝鮮侵攻を行った際に、李朝の朝鮮半島に伝わって、それが肉食によくあうことから広く料理に取り入れられたといいます(柳田友道 著『うま味の誕生』岩波書店、1991)。このとき豊臣軍は、トウガラシをなんと武器(目つぶし)の目的でもち込んだとか(霜焼け防止の目的という説もあります)。そのため、いまでも韓国においてはトウガラシのことを、日本から伝わったとして倭辛子(わがらし)と呼ぶことがあるのだそうです。

　トウガラシは**バンショウ**(蕃椒)と称して日本薬局方にも収載されています。なお、トウガラシは16世紀までにはまだ中国に伝わっていないので、1596年に刊行された『本草綱目』には収載されておらず、漢方処方にも用いられていません。

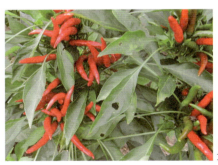

トウガラシ(日本薬科大学薬用植物園)

■ **ドクダミ**：臭いが独特

　ドクダミはゲンノショウコやセンブリとともに日本三大民間薬と称されるものの1つです。その葉には独特の悪臭がありますが、乾燥すると臭いは消えます。利尿などの目的でお茶として服用されることがあります。

しかしその葉には、フェオフォルバイドaという成分も入っていることがわかり、この化学物質を含むドクダミ茶などを服用したあと日光に当たると、個人差もあるでしょうが、フェオフォルバイドaに対して光化学反応という反応が起きることにより皮膚炎になる可能性があります。その場合は皮膚の荒れを治そうと思ってさらにドクダミ茶を多用することは逆効果です。もしドクダミ茶を服用していて皮膚が荒れてきたと思った方は、一度その服用を中止してみてはいかがでしょうか。

ドクダミはハート形の葉の形がなかなかにチャーミングで、白

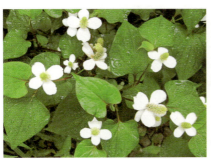

ドクダミ（日本薬科大学キャンパス）

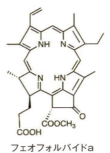

フェオフォルバイドa

五色葉ドクダミ（宮城県仙台市太白区）

い花もけっこう魅力的なことから、イギリスでは好んで庭に植えられるといいます。しかしながら、ドクダミも先に述べたゲンノショウコと同様に庭の雑草として種子もあちこちに飛び散ってはびこり、根絶しようとするとなかなかにやっかいです。五色葉ドクダミという園芸種もあり、最盛期にはとても美しいのですが、やはり、縦横に根を伸ばしてはびこります。

■ **トチュウ**：一時そのお茶がブームとなった

　トチュウは中国大陸原産のトチュウ科の落葉高木です。わが国でその葉を使った杜仲茶がとても流行ったことがありました。一方、漢方ではその樹皮の乾燥品を**トチュウ**（杜仲）として使用します。

　私自身の経験ですが、大学院の学生時代、種々の植物エキスの血圧下降作用についてラットを使って調べていたとき、トチュウの抽出物にとても強い血圧下降作用があることを見いだしました。そこでトチュウを大量に抽出して有効成分を明らかにしようという段取りになりましたが、そのトチュウの値段は大変に高価でした。そこで、もっと安いトチュウがあるのではないかというこ

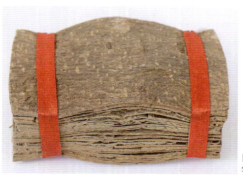

トチュウ（日本薬科大学漢方資料館蔵）

とになり、種々のトチュウを入手してエキスを抽出し、ラットに与えてみたのですが、結局、先の非常に高価なものにしかこの活性が見られませんでした。

そんなこんなで1年ほどが経つうちに、アメリカの研究グループがトチュウの血圧降下成分がピノレジノールジグルコシドであることを解明して著名なアメリカ化学会誌に報告しているのを見つけました。よい研究に着手する機会を逃して悔しいやら、もし当該トチュウを手にいれて研究を始めても時間的に負けたのではないかとほっとするやら、私にとって複雑な思い出の残る生薬です。

■**ニチニチソウ：小児白血病治療薬の材料に**

米国イーライリリー社のSvobodaらは、種々の植物由来の抽出エキスまたは化合物の抗腫瘍活性のスクリーニング試験を行いました。その結果、キョウチクトウ科のニチニチソウの抽出物から単離されたアルカロイドに、P-1534急性白血病細胞を移植したマウスに対して、いちじるしい延命効果をもたらす作用のあることを発見しました。

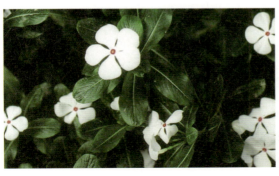

ニチニチソウ
(宮城県仙台市太白区)

ニチニチソウは、アフリカ大陸南東のマダガスカル島原産の植物で、現在では観賞を目的として世界中で栽培されており、わが国でもニチニチソウあるいはビンカなどの名で園芸市場に出回っています。ビンカとは

ビンブラスチン（VLB）　R = CH₃
ビンクリスチン（VCR）　R = CHO

この植物の旧属名である *Vinca* 由来の名称です。ニチニチソウは、現在、小児白血病などの治療に用いられているアルカロイド類のビンブラスチン（VLB）やビンクリスチン（LCR）の原料植物として知られていますが、その発見前には当地の民間で経口の糖尿病薬として用いられていたことから、その活性についての動物実験が行われていました。しかし、活性成分の単離はおろか、いかなる条件下においても血糖降下作用が見いだされないままになっていました。ただ、このものからは別の作用のあるきわめて有用な化合物が単離されたということになります。民間薬には、えてしてこういうふうに伝承と実態の異なるものもあることを知っていただきたく、ここで紹介しました。

■ **ニッケイ・ハッカク・バニラ**：それぞれ特徴的な香り成分をもつ

　クスノキ科のセイロンニッケイ（シナモン）の樹皮から調製される香辛料を、シナモンあるいは**ケイヒ**（桂皮）といいます。ニッケイは肉桂と書きます。

　ケイヒはおもに芳香性健胃剤に配合され、胃もたれや食欲不振などに応用されます。また、京都の銘菓である八ツ橋や、ニッキ飴、ケロリンに使われているといえば、わかっていただけるかと

思います。わが国ではかつて、わが国に自生するニッケイの根の皮をこの目的に用いていました。またスティック状となったシナモンスティックがシナモンコーヒーなどに応用されています。いずれにしても、あの香りは独特で、その主成分はケイアルデヒドです。

ケイアルデヒドの化学構造は、桜餅の香りとして説明したクマリン（第3章サクラの項に既出）とよく似ています。

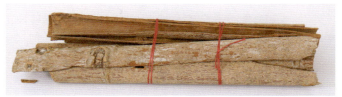

ニッケイ（日本薬科大学漢方資料館蔵）

一方、おもに中華料理に使われる香料に、**ハッカク**（八角）があります。このものはマツブサ科のトウシキミの果実で、名前の由来はその形からで、その香りの主成分はアネトールです。同じ

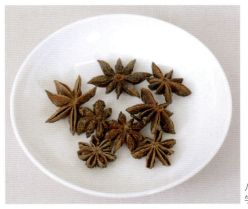

ハッカク（日本薬科大学漢方資料館蔵）

仲間の植物にシキミがあり、似た形の果実をつけますが、こちらにはアニサチンのような有毒成分を含みますので、混同してはいけません。いずれもシキミ酸が含まれており、シキミ酸は抗インフルエンザ薬のタミフルの製造原料となります。

さらに、ラン科の**バニラ**の果実にはよい香りのするバニリンが含まれており、アイスクリームの香料などに用いられます。バニリンは現在、別途全合成されたものも使われています。2007年のイグノーベル賞は、牛糞を材料としてバニリンをより安価に製造する方法を見いだしたわが国の若い女性科学者に授与されました。

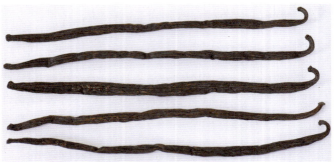

バニラ（日本薬科大学漢方資料館蔵）

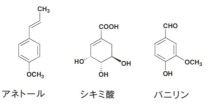

アネトール　　シキミ酸　　バニリン

■ニンジン：いわゆる薬用人参

ニンジン（人参）といっても野菜の一種である β-カロテンに富むセリ科の人参ではありません。ここで取り上げる**ニンジン**は、

薬用人参あるいは朝鮮人参などとしても知られるウコギ科の植物です。ニンジンは、民間薬的には焼酎につけて強壮作用を期待して服用されたりすることがあります。一方、ニンジンは漢方の要薬でもあります。漢方では複数の生薬を配合するのがふつうですが、ニンジンに関しては単味にて服用されることがあり、これを独参湯といいます。

　薬圧ニンジンについては、江戸時代の設定で、親の薬（人参）代工面のために娘が身売りするなどというドラマもつくられました。そのためかどうか江戸時代に薬を扱う人間には悪徳というイメージがつくられてきたようで、研究という立場ではありますが同じ薬を扱っている身としてはあまりいい気持ちではありません。

　薬用ニンジンは奈良時代にはすでにわが国にもたらされていましたが、やがてその種子が伝来し、栽培されることになりました。その初期のものは将軍から種子を賜ったことから、薬用ニンジンのことを別名オタネニンジン（御種人参）とも称します。薬用ニンジンの栽培は採光や土地の条件を選び、また厭地（忌地）現象も起こすためになかなか難しいものですが、無事成功し、現在、福島県などにその生産地があります。

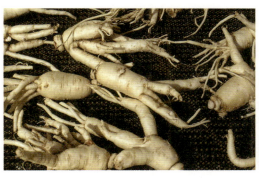

薬用人参（福島県会津若松市）

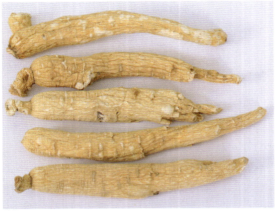

ニンジン（日本薬科大学漢方資料館蔵）

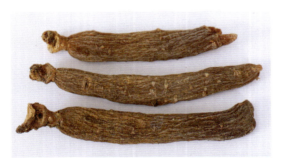

コウジン（紅参、ニンジンを蒸したあとに熱風乾燥させたもの／日本薬科大学漢方資料館蔵）

■**ヒナタイノコズチ**：なんと昆虫変態ホルモンが得られた

　ヒナタイノコズチ（ヒユ科）の根を**ゴシツ**（牛膝）と称し、利尿の目的などで用いられます。また、民間ではその根を脚気の浮腫に利尿剤として、また関節炎にも用いられます。ヒナタイノコズチはあちこちに生えている植物で、その胞果（ほうか）は簡単に

花軸を離れることから衣服などについて始末に困った経験をもつ方も多いことでしょう。

この牛膝の成分研究をしていた東北大学医学部薬学科（現・東北大学薬学部）の竹本常松教授のグループはその水抽出物から一成分を得、イノコステロンと命名しました。この化合物こそ、植物からの昆虫変態ホルモン発見の嚆矢でした。その後、β-エクダイソン（イソイノコステロン）も含むことがわかり、天然物化学的に大きな脚光を浴びました。昆虫変態ホルモンは大量のカイコを抽出してほんのわずかしか得られない化合物でしたが、この研究によりヒナタイノコズチの根から大量に得られることがわかり、昆虫の変態の研究におおいに役立つことになったのです。

その後、植物由来の昆虫変態ホルモンは、シダ科の植物などにもけっこう広く分布していることがわかりました。

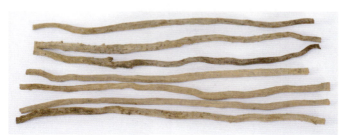

ゴシツ（日本薬科大学漢方資料館蔵）

■ **ビンロウジ**：赤いつばをペッと吐く

　ヤシ科のビンロウジュはマレー半島原産の常緑高木で、熱帯地方に広く栽培されています。

　ビンロウジュの成熟した種子の乾燥品を、**ビンロウジ**（檳榔子）と称し、漢方では九味檳榔湯などとして、利尿、緩下、駆虫の目的で用いることがあります。また19世紀以来、ヨーロッパでは条虫駆除薬として用いてきました。東南アジアでは、檳榔子の切片に石灰と阿仙薬を混ぜ、これをコショウ科のキンマの葉で包んだものを咀嚼性嗜好品として賞用する風習があります。これを噛むと口の中が鮮赤色となり、唾液が大量にでるので、真っ赤なつばを道路上のあちこちに吐いているのが見られます。一見するとまるで花びらを散らしたように見えなくもないですが、正体を知っているとあまり気分のいいものではありません。

　ビンロウジには、アルカロイドの主成分としてアレコリンなどが含まれます。アレコリンには副交感神経興奮作用および中枢抑制

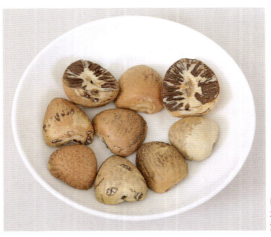

ビンロウジ（日本薬科大学漢方資料館蔵）

作用があり、また、ニコチン様作用も認められます。したがって、眼の瞳孔縮小作用や腺分泌増進作用があり、檳榔子を噛むときは、汗、唾液、消化液などの分泌が増進します。またアレコリン製剤は眼圧低下薬として、緑内障の治療にも供されます。

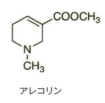

アレコリン

■ **ベニバナ**：はるかな昔から

ベニバナはキク科の越年草で、その原産はエジプトといわれます。ベニバナはその花弁を調製したものが口紅や染色の材料として使用されるほか、生薬名を**コウカ**（紅花）といい、婦人薬に配合され、日本薬局方にも収載されています。特異な臭いを有する生薬です。

ベニバナによってわが国で染色されたと考えられる布地が756年に建立した正倉院に奉納されていることなどから、この植物が

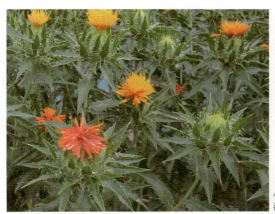

ベニバナ（東京都薬用植物園）

わが国には天平年間(729〜749年)以前に伝来したことは間違いないといわれてきました。しかし、2007年に奈良県桜井市の纏向遺跡の3世紀中ごろの溝から大量のベニバナの花粉が発見されたことより、ベニバナはすでに3世紀には伝来していたことが明らかとなりました。ベニバナの花はたくさんの花びらのうち、外側は黄色い花びらであり、中心部位に赤い花びらがあります。そこで、ベニバナを採取するときには、この赤い部分を摘み取るのです。

紅花には黄色色素も含まれていますが、黄色色素を除いて製した紅餅は口紅の色素に用いるほか、紅花染めにも応用されています。紅花染めは比較的、光線などの照射に弱いものの、独特の色合いは広く愛好されてきました。

ベニバナからはカルタミンと命名された色素が、女性でわが国初の帝国大学生(東北帝国大学理科大学の学生)の1人となった黒田チカ博士(1884〜1968)によって分離され、その化学構造が提出されました。提出された化学構造はのちに訂正されたのですが、基本的な骨格に誤りはなく、大変にすぐれた業績です。黒田

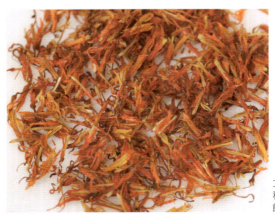

コウカ(日本薬科大学漢方資料館蔵)

カルタミン

博士にはほかにも後述するムラサキの色素であるシコニンの化学構造研究などの業績もあります。

なお、ベニバナの現在の栽培地としては山形県が有名ですが、埼玉県桶川市にも栽培地があります。ここで現在おもに栽培されているベニバナは棘のごく少ない品種ですが、もともとは全草にするどい棘のあるものがおそらくわが国に伝来したベニバナに近いものと思われます。このような品種は東京都薬用植物園などで現在も見ることができます。

■マオウ：覚せい剤の誕生にも寄与することに

マオウはマオウ科の植物で、中国大陸に自生しています。この植物の地上部を乾燥したものを**マオウ**（麻黄）と称し、葛根湯などの漢方処方にも応用される重要な生薬です。わが国の民間での使用はありませんでしたが、中国大陸では古くから使用されたと思われます。

この生薬の有効成分として、アルカロイド類のエフェドリンがわが国において得られています。エフェドリンはその後、ぜんそくの特効薬となりました。一方、エフェドリンの化学構造を種々変化させているうちに合成されたのがデソキシエフェドリン（メタンフェタミン）、すなわち覚せい剤のヒロポンです。さらにヒロポンの化学構造のうち、メチル基1つが水素基に変換された化学構造をもつものがアンフェタミンということになります。わが国ではメ

タンフェタミンとアンフェタミンが「覚せい剤取締法」の規制対象となっています。

エフェドリン

ヒロポン

アンフェタミン

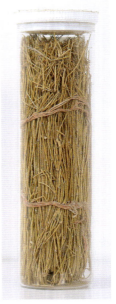

マオウ（日本薬科大学漢方資料館蔵）

■ミカン：皮の乾燥品がチンピ

　ミカン科のウンシュウミカンなどのミカンの皮を干したものを**チンピ**（陳皮）といいます。生薬のなかには古くなったほうがよいとされる六陳（陳とは陳腐などとも使われるように古いという意味）と、新鮮なもののほうがよいとされる八新があり、前者としてはチンピのほか、ロウドク、ゴシュユ、ハンゲ、キジツ、マオウが知られています。このうち**キジツ**（枳実）とはカラタチの未熟果実を刻んで乾燥したものです。一方、後者の八新としては、シソ、ハッカ、キクカ（菊花）、トウカ（桃花）、カイカ（槐花）、カントウカ（款冬花）、タクラン（沢蘭）、シャクショウズ（赤小豆）があります。

　チンピなどというといかにももっともらしい生薬名ですが、結

局はふだん食べるミカンの皮を干したものであり、いうなれば生ゴミみたいなものです。しかし、チンピは歴とした薬であり、シネフリンなどのアルカロイドを含み、セキ止めや消化不良などに応用されます。そしてチンピは私たちにおなじみの七味唐辛子にも配合されています。

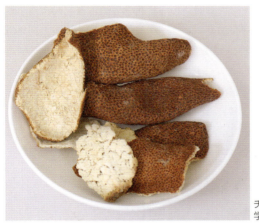

チンピ（日本薬科大学漢方資料館蔵）

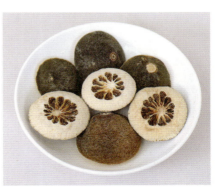

キジツ（日本薬科大学漢方資料館蔵）

シネフリン

■ **ムラサキ**：花の色は白

　ムラサキはムラサキ科の多年草で、根の色は赤紫色ですが、花の色は白です。ムラサキはわが国で現在絶滅危惧種になっている植物ですが、この植物の名前の由来は「群ら咲き」ですから、かつては多く自生していたものなのでしょう。その根を**シコン**（紫根）といい、紫根染めという染め物にも使います。

　さて、日本の化学の黎明期の有機化学者に、東北帝国大学理科大学の真島利行（1874〜1962）教授という方がいます。真島研究室ではウルシの化学成分研究を行い、ウルシオールの化学構造を明らかにしたりしていました。その研究室に日本で初めての女子大学生として黒田チカさん（前出）が入ったのです。女子大生とはいえ、すでに当時、東京女子高等師範学校（現・お茶の水女子大学）の助教授でした。研究テーマに選んだのは天然色素です。ウニの殻の色素やベニバナ（前出）の色素の研究にも取り組みま

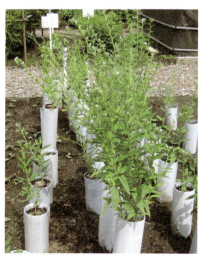

ムラサキの筒栽培（宮城県薬用植物園）

したが、ムラサキの色素についても研究し、シコニンという色素の化学構造を解明しました。ムラサキの根をシコンというので、これにちなむ命名です。一方、セイヨウムラサキの色素成分はその立体異性体（鏡像体）であるアルカンニンです。

シコンはヤケドや切り傷によく効くことがわかっており、民間薬としても古くから用いられてきました。江戸時代の華岡青洲（1760～1835）がつくりだしたという紫雲膏は、紫根のほか、トウキやゴマ油、豚脂、黄ロウを調合してつくられた薬であり、火傷や痔によく効きます。紫雲膏は家庭の常備薬として有用なものの1つだと思います。

なお、シコニンはムラサキのカルス培養によって大量にタンク培養で得られるようになり、かつてその色素成分を使用してつくられた口紅が「バイオの口紅」として宣伝されていたことがあります。

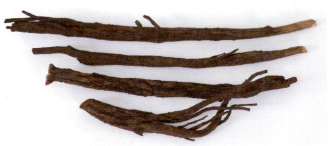

シコン（日本薬科大学漢方資料館蔵）

シコニン　　　　　　アルカンニン

■モモの種：青酸ガスを発生する

トウニン（桃仁）とは、バラ科のモモ（桃）の種子のことであり、鎮咳の目的で応用されます。その成分として、アミグダリンという青酸配糖体を含みます。類似の生薬として**キョウニン**（杏仁）があり、キョウニンもアミグダリンを含み、杏仁水の調製に使われます。杏仁水はシロップ剤として調製され、とても飲み口がよいものですから、冷蔵庫に保管する際、お子さんの手の届かないところに置いてください。飲みすぎると危険です。なぜならアミグダリンはβ-グルコシダーゼの働きで図のように分解し、青酸ガスを発生するからです。

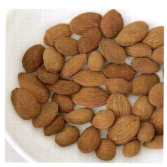

トウニン（日本薬科大学漢方資料館蔵）

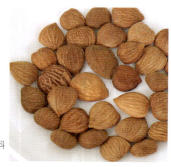

キョウニン（日本薬科大学漢方資料館蔵）

$$\text{アミグダリン} \xrightarrow{\beta\text{-グルコシダーゼ}} \text{マンデル酸ニトリル}$$

$$\xrightarrow{\text{分解}} \text{ベンズアルデヒド} + \text{HCN} \uparrow \text{青酸ガス}$$

アミグダリンの分解による青酸ガスの発生

■リンドウ：生薬名はリュウタン

リンドウ（リンドウ科）は紫色のキレイな花を咲かせる植物ですが、その根を**リュウタン**（竜胆）と称しておもに苦味健胃薬として応圧されます。ヨーロッパにおいては同じ目的でゲンチアナ・ルテアという黄色い花をつける同属の植物の根が用いられます。これらの植物にはゲンチオピクロシドやその類似化合物が含まれています。

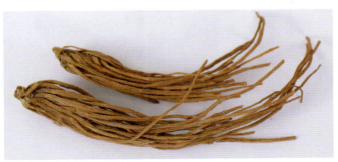

リュウタン（日本薬科大学漢方資料館蔵）

近代薬となった動物および微生物由来の民間薬

ここでは動物・微生物および鉱物由来の民間薬のうち、近代薬として使われるようになったものに関連するものについて説明します。

■カキ：貝殻も使用される

カキは生食として強壮剤になるなどといわれます。また、殻の粉末の生薬名は**ボレイ**（牡蠣）と称して、鳥に食べさせたりもしますが、人間でも胃酸過多や小児の疳（かん）などに用いられます。ボレイは、漢方用薬としては収れん・鎮痛などの作用が期待されて配合されます。

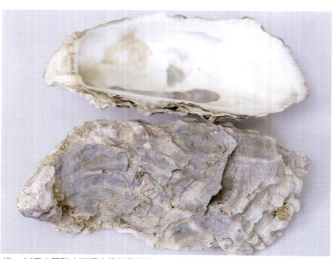

ボレイ（日本薬科大学漢方資料館蔵）

■クマ：熊胆

ユウタン（熊胆）は別名熊の胆ともいいます。胆汁を含んだままの熊の胆嚢を乾燥したもので、苦味があり、腹痛や気つけ、強壮用として使われます。動物性生薬は一般に高価ですが、このものも非常に高価な生薬です。

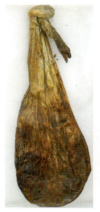

ユウタン（日本薬科大学漢方資料館蔵）

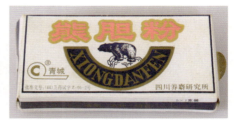

熊胆製品のパッケージ（日本薬科大学漢方資料館蔵）

■コウジカビ：コウジ酸をつくりだす

日本酒や味噌、醤油の原形はもともとは大陸由来かもしれませんが、その後、わが国で独特のものに発展し、今日では日本独特の発酵食品類となっています。また、日本には白菜やキュウリ、茄子、カブなどを漬けたいろいろな漬け物があります。そして、これらの漬け物の一部に関係しているのがコウジカビです。

コウジカビはコウジ酸という化合物をつくりだしますが、この化合物は、ヒトの皮膚を白くする作用があるということで注目されたことがあります。美白作用のある天然有機化合物としてはこ

のほかに、アルブチンや、美白剤としてカネボウから発売されていたものの白斑様症状を引き起こすということで2013年7月にこの成分を含む製品が自主回収となったロドデノールなどもあります。

コウジ酸　　アルブチン　　ロドデノール

■タラ：肝油の原料

　タラやサメ、エイのような軟骨魚類は浮き袋をもたないため、海水より比重の小さい油を肝臓に蓄え、浮力を得ています。そこでこれらの内臓からは肝油といわれるものが得られますが、肝油にはビタミンAやDが多量に含まれます。ただし注意しなければならないのは、用法・用量を守って服用しないと、ビタミンAの過剰摂取により中毒を起こす可能性があることです。過剰症の症状には、吐き気、下痢、頭痛、腹痛、疲労、食欲不振、めまい、毛が抜ける、皮膚のかゆみなどがあります。このほか妊娠初期における過剰摂取は、奇形や流産などの危険もありますから注意が必要です。

　これに関連した話として、イヌイットの人びとはシロクマ（ホッキョクグマ）の内臓を食べます。しかしシロクマの肝臓（レバー）はビタミンAの含有量が非常に高く、そのためにビタミンA過剰症という中毒におちいることがあるといいます。

第5章

民間薬と中毒

最後に、誤って服用してしまうと中毒しかねない民間薬および関係する天然物(動植物や微生物など)にまつわる事柄をまとめてみます。

注意が必要な民間薬関連植物

　自然の薬に副作用や毒性がないというのは大ウソです。むしろ、毒性の高い化合物を列挙すると、天然物由来のもののほうがはるかに多いのです。また民間薬として使用される材料のなかには、アルカロイドなどのとても強い活性を有する成分を含むものもあり、そのような薬草を使うときはより注意が必要です。また、薬草とよく似た毒性の強い植物を間違って服用すると大変です。

　この章ではこれらの、間違って服用して中毒しかねない民間薬と関係するものについて述べます。まずは植物から紹介していきましょう。

■アカネ：漢字の由来は夕焼け

　アカネはつる性の多年草で、その茎の断面は四角となっています。その根を生薬名**サイコン**（茜根）といい、赤い色を染めるの

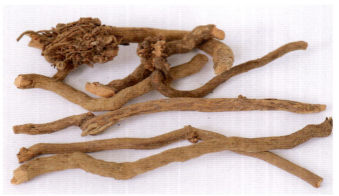

サイコン（日本薬科大学漢方資料館蔵）

に使われてきました。色素成分はアリザリンです。アカネの根の抽出物には抗がん活性が期待されたことがありますが、現在、この植物の抽出物には発がん作用のあることが見いだされています。

アリザリン

なお、茜という字は日の沈む西の空の色をだす草ということからきたものです。

■ **アサガオ**：中国から渡来

アサガオは中国原産の1年草です。アサガオは現在、観賞用の植物として認識されていると思いますが、実はアサガオは奈良時代の末から平安時代の初めごろに遣唐使がわが国にもち込んだもので、その目的は薬用でした。**ケンゴシ**（牽牛子）と称される種子が下剤となるのです。現在でもケンゴシは日本薬局方に収載されている歴とした医薬品でもありますが、服用すると強い腹痛も引き起こすことから、このような強い副作用のない下剤がある現在、ほとんど使われていません。その主たる有効成分はファル

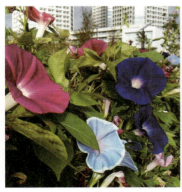

アサガオ（東京都世田谷区、田二谷正純氏提供）

ビチンという化合物です。民間薬としての使用もあったと思いますが、むしろ使用に注意の必要なものであると思います。

アサガオはその後、おもに江戸時代の武士たちによって園芸植物として種々の品種がつくりだされて成熟を迎え、現在に至ります。

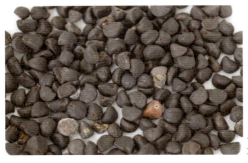

ケンゴシ（日本薬科大学漢方資料館蔵）

■**オモト**：服用して中毒した例も

オモトに強心作用があると聞いた夫婦が、その根を煎じて服用して中毒した例があります。命名がよろしくないと思うのですが、強心剤というのは心臓を強くする薬という意味ではありませ

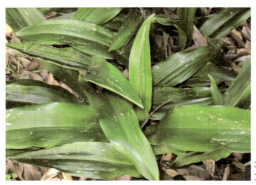

オモト（日本薬科大学薬用植物園）

ん。心臓の拍動を強くするという意味です。よって、心臓の弱い人が心臓を強くする目的で服用する薬ではありません。いわば心臓毒といってもよいと思います。オモトにはロデキシンという強心作用成分が含まれています。

このほか身近な園芸植物で強心成分が含まれているものには、フクジュソウ（シマリン）やスズラン（コンバラトキシン）などもあり、いずれも注意が必要です。

■キョウチクトウ：身近な毒のある木

キョウチクトウはキョウチクトウ科の常緑樹で、公害に強い木として街路樹などに使われています。夏にピンク色をはじめとする美しい花をつけることもあって人気があります。キョウチクトウは漢字では夾竹桃と書きますが、葉は竹に似ており、花は桃に似ていることからこの名前がつきました。

しかしキョウチクトウには、オレアンドリンなどのステロイド系の強い心臓毒が含まれています。手近にあって手ごろと思ったのでしょう。バーベキューでこの植物の枝をクシ代わりに使い、中毒におちいった事例があります。

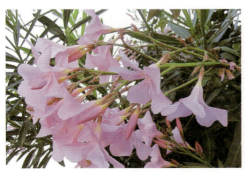

キョウチクトウ（宮城県仙台市太白区）

■ケシ：歴史のある薬用植物

　ここでいうケシとは麻薬ゲシのことで、ケシ科の古い薬用植物のことです。その未熟蒴果に傷をつけてでてくる乳液を固めたものを**アヘン**（阿片）といいます。現在、民間薬としては使用されていませんが、かつてヨーロッパにおいては阿片を子供の夜泣きに使ったりしたとのことです。阿片の主成分がモルヒネですが、モルヒネをアセチル化したヘロインは医療上の使用法が見いだされておらず、ヘロインの使用は即、濫用ということになります。一

ケシ（インド・ニューデリー市）

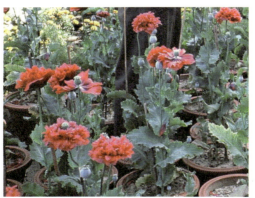

モルヒネ　　$R_1 = R_2 = H$
コデイン　　$R_1 = CH_3, R_2 = H$
テバイン　　$R_1 = R_2 = CH_3$

方、阿片からはモルヒネのほか、コデインやテバイン、パパベリンなどの医療上重要なほかのアルカロイドも得られます。

ケシは漢字で芥子とも書きますが、芥子(がいし)とはカラシナの種子からなる生薬の名前でもあります。芥子の「芥」の字は塵芥の芥であり、ケシやカラシの細かな種子を示します。ところが、いつしか芥子とケシとの混同が起き、ついに芥子がケシを表す単語ともなってしまいました。ちなみに、ケシは芥子(かいし)がなまってできた名前だといわれます。

■**コカ**：かつてはコカ・コーラにも

コカノキの葉にはコカインが含まれており、そしてこのコカインは著名な麻薬の1つです。わが国ではコカの葉もコカインも厳しく規制されています。ところが国土の多くが高地にある南米ボリビアでは、いまでもコカの葉をお茶としてふつうに使っており、このお茶は高山病によく効くといわれています。また、鉱山労働者などはコカの葉を口に含んで噛みながら仕事に従事しています。

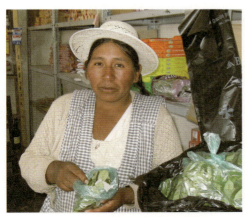

ボリビアのコカ売りの女性（ボリビア在住、古森ウゴ氏提供）

現在も当地では、コカは民間薬といえるものでしょう。身体と土地とは一体のものであるという意味で「身土不二」という言葉があります。自分が生まれ育ったところのものを口に入れるのがよいという意味もあるのですが、この場合には、いわば必要なところに必要な薬がある典型的な例といえるかもしれません。

オーストリアのフロイトはコカインを用いて友人のモルヒネ中毒の治療をしようとして失敗したことが、薬を使わないですむ精神分析に進むきっかけとなったといいます。また、フロイトの助手をしていた若い医師が、フロイトの留守中にコカインの局所麻酔作用を発見して発表したこともショックだったようです。

コカインは局所麻酔薬として日本薬局方に収載されていますが、現在はこの目的ではコカインの化学構造を参考にして考案されたキシロカインやプロカインが使われ、特に歯科領域ではキシロカインがよく使われています。キシロカインやプロカインの語尾が「カイン」となっているのは、この薬物がコカインを参考にして考案されたからです。

コカインは麻薬に指定されていますが、興奮性の作用を呈します。そしてその化学構造はやはり、脳に興奮的に作用するアトロ

コカイン

キシロカイン（リドカイン）　　　プロカイン（ノボカイン）

ピンに似ています。アトロピンはハシリドコロやチョウセンアサガオなどから単離されるアルカロイドです。

なお、コカ・コーラは当初はコカの葉とコラの種子エキスにカラメルや炭酸を加えてつくられており、いわばコカインが入っている飲み物でしたが、現在のものにはもちろん入っていません。

■コンフリー：健康野菜とみなされていたこともあった

コンフリーはムラサキ科の多年草で、別名をヒレハリソウといい、現在では各地に野生化しています。ほぼわが国に帰化したといってもいいかもしれません。コンフリーはもともとは黒海とカスピ海の間に位置するコーカサス地方の健康野菜としてわが国に伝わりました。その当時いわれていたのは、コーカサス地方ではコンフリーを食べているために100歳を超えた人々も元気に農作業に従事しているというものでした。

コンフリーの葉は次項に述べる心臓毒を含むジギタリスとよく似ており、間違えるととても危険です。しかしジギタリスと間違えなくとも現在、コンフリーには肝臓毒を有するピロリチジン系アルカロイドが含まれていることがわかっており、注意するようにとの指示が厚生労働省からもでています。

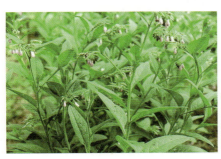

コンフリー（東北大学薬用植物園）

■ ジギタリス：心臓毒を含む西洋民間薬だった

　ジギタリスはオオバコ科の多年草であり、ヨーロッパにおいて使われていた民間薬でした。1775年、老婦人が水腫の患者にジギタリスを使用しているのを知った、植物学者でもあり医師でもあるイギリスのウィザリング（1741〜1799）が、この生薬を患者に試してみました。すると腹水のたまった患者で、大量の排尿のあることが確認できました。最終的にこの生薬には強心作用のあることがわかり、ウィザリングはその成果を1785年に発表しました。ここにジギタリスは西洋民間薬から近代薬へと生まれ変わったわけです。なおジギタリスの強心作用の主成分はジギトキシンです。

ジギタリス（東京都薬用植物園）

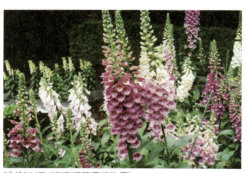

ジギトキシン（乾燥葉の主たる活性成分の1つ）

かつてジギタリスは日本薬局方にも収載されていました。しかし毒性が高く、ロットごとの活性も異なるなど使い方も難しいため、現在は局方から除外されています。念のために繰り返しますが、強心作用というのは決して心臓を強くするという意味ではありませんから、お間違いないよう。素人がむやみに使えば、強心作用物質は毒と心得てください。

■シャクナゲ：服用は危険

シャクナゲはツツジ科の常緑低木です。シャクナゲの葉が血圧を下げるなどの効用を目的に民間薬としてお茶のかたちで服用されたことがあるようですが、ツツジ科植物はグラヤノトキシン類の有毒物質を含んでおり危険です。

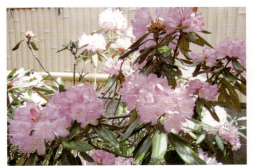

シャクナゲ（宮城県仙台市青葉区）

グラヤノトキシン

■スイセン：実はヒガンバナ科の毒草

　民間でスイセンの球根をすりおろしたものが腫れ物に外用薬として使われることがありますが、内服してはいけません。吐き気や腹痛、下痢を引き起こします。スイセンの球根をタマネギと間違えて調理し、中毒になってしまったという記事を見たことがあります。シャンソン歌手でエッセイストでもあった石井好子さん（1922〜2010）が朝日新聞に書かれたエッセイと記憶しています。スイセンはヒガンバナ科の植物であり、リコリンなどのヒガンバナアルカロイドが含まれているのです。

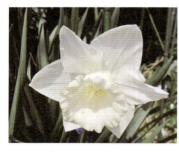

スイセン（品種はマウントフット、宮城県仙台市太白区）

■大麻：古い栽培の歴史

　大麻(たいま)という名称からマリファナやハシッシュなどの原料であるという印象が行き渡っていますが、これらの濫用薬物の原料でもある植物の名称はアサです。

　アサはアサ科の雌雄異株の1年生草本であり、アサの原産地は中央アジア、カスピ海の東部であるとされ、わが国にもかなり古い時代に渡来したと考えられます。また、私たちはアサを原料とした繊維を使っていますが、このときは一般に麻と書きます。

　植物としてはアサ、繊維としては麻、乱用薬物としては大麻という語が一般に使用されているわけですが、結局はアサも麻も大

麻もまったく同じものなのです。ただ現在、この3つの語はかなり異なるニュアンスをもつ語となってしまっているようです。すなわち、人類にはアサという植物の古い栽培の歴史があり、わが国では古くから麻という繊維は衣料に使われ、また、麻の実は食料とされてきた歴史があります。しかしやがて大麻は濫用薬物とみなされ、法律で規制されるようになったというわけです。

アサからは幻覚成分であるTHC（テトラヒドロカンナビノール）が検出されますが、アサの実はTHCを含みません。このためアサの実は食料として使われ、食用油を採取したり、七味唐辛子に配合されたり、小鳥の餌にも使われたりするのです。また、アサの実は**マシニン**（麻子仁）という名前で薬としても使用されてき

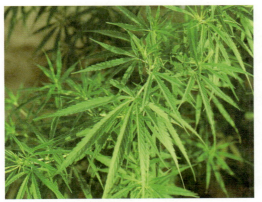

タイマ（米国・ミシシッピ州）

THC

ており、麻子仁丸として漢方処方に配合されるほか、慢性便秘などに民間薬的にも応用されているようです。

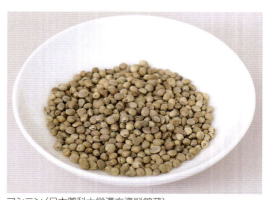

マシニン（日本薬科大学漢方資料館蔵）

■ **タバコ：ニコチンの毒性はけっこう強い**

　タバコはナス科の植物で、その葉を嗜好品の煙草に加工します。アメリカ大陸を発見したコロンブスの一行は、カリブ海の原住民がタバコに火をつけてその煙を吸っているのを目撃し、その植物と使い方を教わってヨーロッパにもち帰りました。15世紀末のことでした。そしてタバコは、いわゆる南蛮貿易によってわが国にももたらされることになりました。当初はのどをすっきりさせるなどの効能のあることがうたわれましたが、どうやらこれはわが国にタバコを売り込むために、当時南蛮貿易にかかわっていた商人が使った口上だったのかもしれません。彼らが東南アジアで栽培させていたタバコの販路を広げたかったのは確かです。とはいえ、タバコがわが国には当初、薬として導入されたことには興味がもたれます。

　タバコは嗜好品とされていますが、タバコに含まれるアルカロ

イドのニコチンの毒性はけっこう強いもので、紙巻きタバコ2本分のニコチンは子供の命を危うくするほどです。通常、子供が毒性の強いものを口にしたら、水や牛乳を飲ませて吐かせる処置をとりますが、子供がタバコを口にしてしまった場合、このような処置をしてはいけません。ニコチンは水によく溶解するので、かえって吸収を促進させてしまうからです。とはいえタバコは相当に苦いため、子供が命にかかわるほど口にすることはまずないともいわれます。一方、ニコチンには発がん作用もあります。

　昨今は公共の施設などでは禁煙のところが多くなってきましたが、わが国では禁煙令はタバコが伝わってまもなくの江戸時代初期にはすでにたびたびでていました。1609年には、江戸城内でタバコを吸うことの禁令もだされます。ただこの禁令はタバコの健康に対する害のためではなく、火災予防のためでした。おもしろいと思うのは、たびたび禁令がでたということは、いかに禁煙令が有効でなかったかを如実に示しているということです。

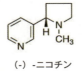

(-)-ニコチン

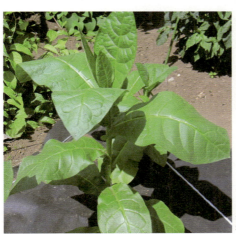

タバコ（明治薬科大学薬用植物園）

■チョウセンアサガオ：アトロピンの原料植物

　1972年、群馬県沼田市において、ナス科のチョウセンアサガオの根をゴボウと誤認してきんぴらごぼうをつくってしまったため、8人が中毒になる事件が起きました。この事件は、市内に住むある家庭の主婦がろれつが回らなくなり、うわごとをいい、血圧が高くなって歩けなくなったことに始まります。往診した開業医は、脳出血と診断しました。そこで、その主婦を入院させたのち、集まった親戚の人たちなどが、主婦が調理し、家に残っていたきんぴらごぼう様のものを食べたところ、10〜30分くらいのうちに次々と中毒症状がでたのです。結局、開業医の脳出血というのは誤診であり、主婦も親戚の人たちもチョウセンアサガオの根に含まれているアトロピン系アルカロイドによる中毒になってしまったのです。このときはだいたい一昼夜で徐々に全員が回復に向かったとのことですが、アトロピン系アルカロイドの中毒者は記憶障害が

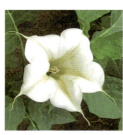

チョウセンアサガオ（東北大学薬用植物園）

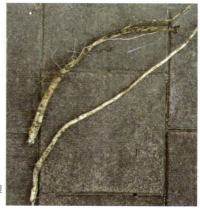

ケチョウセンアサガオの根（宮城県仙台市太白区）

特徴であり、この一件でも中毒になったことは覚えていなかったといいます（田所作太郎、1998年）。

チョウセンアサガオは曼陀羅華ともいい、またその作用からキチガイナスビとも称されます。チョウセンアサガオは江戸時代に帰化した植物で、民間薬としての使用歴はありませんが、ほかの植物と間違わないことが肝要です。

一方、同じナス科のベラドンナはヨーロッパに自生しており、わが国に自生しているハシリドコロと似ている植物ですが、この植物の抽出エキスを薄めたものは、彼の地の女性たちに美眼薬として用いられました。ベラドンナの抽出エキスを薄めたものを点眼すると瞳孔が開いて、眼がキレイに見えるといいます。これこそアトロピン系アルカロイドの作用です。ベラ（美しい）ドンナ（淑女）の名前の由来はここからきており、ヨーロッパにおいては民間薬的な使われ方をしていたわけです。しかしこの美眼法は失明の可能性さえある危険な方法であり、決して試みてはいけません。

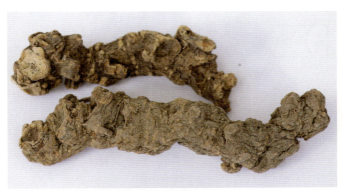

ロートコン（莨菪根／日本薬科大学漢方資料館蔵）

ついでながら、美しい名称であるベラドンナのブルガリアでの呼び名はルド・ビレ（気違い草）です。ヨーロッパにおいては、ベラドンナと同じ仲間の植物であるマンドラゴラと、いわゆる魔女と称された人々との関係が取りざたされることがあります。なお生薬として利用される**ロートコン**（莨菪根）は、おもに同じ仲間の植物の1つであるシナヒヨスの根から調製されます。

　以上のように、アトロピン系アルカロイドが得られる植物としては、いずれもナス科に属するチョウセンアサガオやケチョウセンアサガオ、ヒヨス、シナヒヨス、ハシリドコロ、ベラドンナ、マンドラゴラ（マンドレーク）、キダチチョウセンアサガオ（エンゼルトランペット）などがあるということになります。これらの植物の主成分であるアトロピン系アルカロイドのアトロピンやスコポラミンは現在、鎮痙剤などの近代的医薬品として応用されています。ただし、薬用量以上を口にすると中枢神経系に作用して中毒します。

アトロピン

(-)-スコポラミン

■トウゴマ：ひまし油の原料でもある

　トウダイグサ科のトウゴマは熱帯地方に自生する植物ですが、わが国でも栽培されています。トウゴマの種子であるヒマシを圧搾して得られる油がいわゆるヒマシ油で、便秘に内服したり、浣腸液に使われたりします。またこの油はポマードやテンプラ油を固める材料としても応用されています。

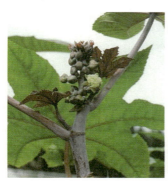

トウゴマ（宮城県薬用植物園）

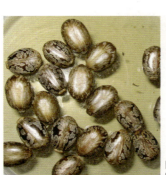

トウゴマの種子

トウゴマの種子（少し小粒の別品種）

一方、その圧搾残渣(あっさくざんさ)には非常に強い有毒成分としてリシンを含んでいます。リシンはタンパク毒であり、これまで人類によって知られている毒のうち、間違いなく10本の指に入る猛毒です。事実、国によっては、リシンは化学兵器として特別な管理下におかれるほどです。

■トリカブト：古今東西有名な毒草

　トリカブト類はキンポウゲ科の植物で、ヨーロッパからアジアにかけて500以上の種類が広く分布する毒草です。トリカブトとは、その花の形が舞楽で楽人・舞い手がかぶる、鳳凰の頭の形を模した冠である鳥兜(とりかぶと)の形に似ていることからの命名です。一方、英語圏では、やはりその花の形からモンクスフッド(monkshood／修道士の頭巾)と称しています。トリカブト類はわが国に自生するあらゆる植物のなかでも最高度に危険な植物の1つであり、全草に有毒成分を含むことから注意が必要で、素人が薬用の目的で使っては絶対にいけません。

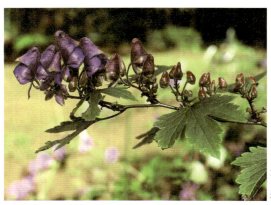

オクトリカブト
（東北大学薬用植物園）

第5章　民間薬と中毒

日本にはヤマトリカブトやオクトリカブトなどが自生し、アイヌ民族がその根を砕いたものを矢毒として応用した例があります。またトリカブトの根を乾燥した生薬のうち、母根を調製したものを烏頭、子根を調製したものを附子といいますが、烏頭や附子は奈良時代に編纂された『養老律令』(757年施行)の毒薬の条項に挙げられた4つの毒のうちの2つでもありました。『養老律令』では、「毒薬を使って人を殺した者は絞首刑、売買したものに流刑」とあります。トリカブトは種々の物語の毒殺の場面で取り上げられてい

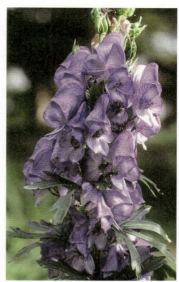

ハナトリカブト（東北大学薬用植物園）

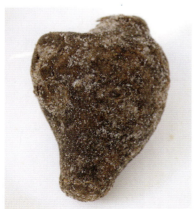

塩附子（日本薬科大学漢方資料館蔵）

179

るほか、実際にも使われました。近年のわが国でも、いわゆるトリカブト殺人事件が起きています。トリカブトの主たる有毒成分はアルカロイドの一種のアコニチンです。

　トリカブトの毒はすぐさま命にかかわるほどのものですが、昔から種々の方法で毒を減弱する方法は考案されてきたようで、塩水に漬けたり（**塩附子**）、苦汁に漬け込んだあとたて切りにし、調色剤で染色、蒸してから乾燥処理をしたり（**黒附片**）といった方法が考案されてきました。しかしながら、このような調製をしたものを服用した方で命を落とした人もいます。

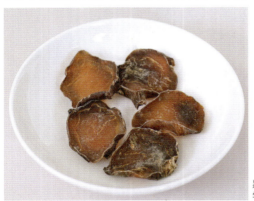

黒附片（日本薬科大学漢方資料館蔵）

アコニチン

附子は漢方における用薬でもありますが、この場合も加工して弱毒化したもの（加工附子）を使っています。いずれにしても、素人が薬として使えるものでないことは肝に銘じてください。

■**バイケイソウ**：日本四大毒草の1つ

バイケイソウ（メランチウム科）は外用薬として用いることがありますが、コバイケイソウとともに、猛毒を有する植物です。ベラトルムアルカロイド類のプロトベラトリンAやジェルビン、ル

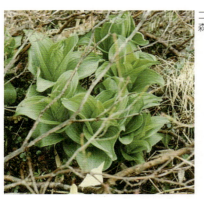

コバイケイソウ（青森県青森市）

プロトベラトリンA

ジェルビン　　　　　　ルビジェルビン

ビジェルビンなどを含みます。

とても危険な植物であり、特に絶対に口に入れてはいけません。

■ヒガンバナ：妖しくも美しい花をつける

ヒガンバナ科のヒガンバナは、マンジュシャゲやシビトバナ、ハミズハナミズなど異名の多い植物で、本多正次他監修の『日本植物方言集』によれば、414の名称がでています。ヒガンバナは、土葬がおもだった時代、墓地に埋葬したあと野生動物などに墓を荒らされないように植えられたり、決まって秋の彼岸のときに咲いたりすることで気味悪がられました。そのためわが国では庭に植える人は少ないのですが、海外では葉に先立って花芽だけをだして咲くのをおもしろがってレッドマジックリリーなどと称されて芝生内に植えられたりしています。

またこの植物の球根はデンプンを多量に含むことから、飢饉のときの救荒植物としても利用されました。ヒガンバナはよく増えることからこのような使い方もされたものと思います。この場合

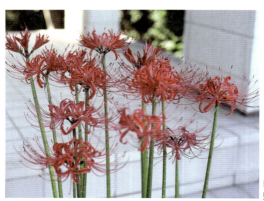

ヒガンバナ（宮城県仙台市太白区）

には水によくさらして有毒アルカロイドを除いたのですが、残ってしまった毒による中毒もしばしば起こったようです。食べるものに不自由しない現在、決して食べようなどとは考えないでください。

なお、ヒガンバナの球根に含まれるリコリンやガランタミン、クリニンなどのアルカロイドのうち、ガランタミンは2011年にアルツハイマー型の認知症治療薬として実用化されることになりました。

リコリン　　　　ガランタミン　　　　クリニン

ガランタミンは2011年3月より、アルツハイマー型認知症の治療薬として実用化されるようになった

■マチンシ：インドでは薬用量を健胃薬として使う

マチン科のマチンは、インドやスリランカ、オーストラリア北部などに自生する高木です。その種子を**マチンシ**（馬銭子）あるいはホミカと称し、薬用量で苦味健胃薬とするほか、硝酸ストリキニーネ製造の原料とします。それゆえマチンは別名をストリキニーネノキともいいます。馬銭子の主アルカロイドとしては、上述のストリキニーネやブルシンが単離されています。

ストリキニーネは毒性の強い物質であり、ヒトの致死量はストリキニーネ硫酸塩として0.03〜0.1gです。このことは馬銭子1粒が致死量に近いことを意味します。一方、ブルシンの毒性は、ス

トリキニーネの約20～30分の1といわれます。

　これらのアルカロイドの中毒症状としては特有の強直性けいれんがあり、このけいれんは間隔をおいてわずかな刺激を与えることによってふたたび誘発されるというものです。また、ストリキニーネの硝酸塩である硝酸ストリキニーネは、ペット業者が不要となった犬の安楽死に使用することがありますが、1993年にはこの

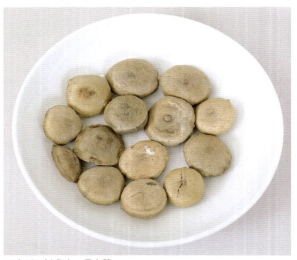

マチンシ（ホミカ、日本薬科大学漢方資料館蔵）

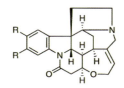

ストリキニーネ　　R = H
ブルシン　　　　　R = OCH₃

化合物を悪用した埼玉愛犬家連続殺人事件が起きました。この事件では硝酸ストリキニーネで4人が殺害されています。この化合物が投与された場合、死に至るまで意識がはっきりとしているといいますから、実に恐ろしい毒物です。

このようにマチンシは強い毒性を有する化合物を含むものですが、インドでは薬用量を健胃薬として日常的に用いられています。

■メスカルボタン：幻覚作用成分を有するサボテン

サボテン科のペヨーテは、メキシコおよびアメリカ南部の砂漠に自生する植物です。このサボテンは日本においても鑑賞用に栽培され、ウバタマ（烏羽玉）と称されます。現地では一般に民間薬的に使用されているようですが、このサボテンの主成分としてアルカロイド類のメスカリンが単離されています。メスカリンの名は、この化合物を単離したサボテンが現地でメスカルボタン（Mescal Buttons）と呼称されていたことに由来します。

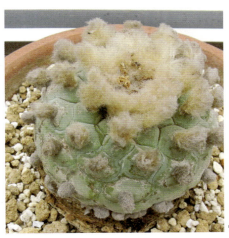

ウバタマ

メスカリンには幻覚作用のあることが知られており、わが国では麻薬に指定されています。5mg/kgの内服で不安や幻覚を生じるとされ、強力な幻視誘発作用を示し、鮮やかな色彩に彩られ、図案化された模様や人物・動物などが登場したりするといいます。しかし、その作用発現量は中毒量に近いといいます。メスカリンは脳内の神経伝達物質であるアドレナリンなどのカテコールアミン類に化学構造がよく似ていることから関係が示唆されていますがはっきりしたことは不明です。

メスカリン

■ヨヒンベ：その有効量は中毒量に近い

アカネ科の *Pausinystalia yohimba* は、アフリカ南部に自生する常緑高木で、現地ではヨヒンベ（yohimbe）と呼ばれています。ヨヒンベの樹皮は古くから催淫薬として応用されてきました。その主成分は1896年に単離されてヨヒンビンと命名され、化学構造は1961年までに明らかとなりました。

ヨヒンビンは大量投与によって交感神経のα_2-受容体の遮断作用を示し、受容体の終末からのノルアドレナリンの遊離を抑制します。その結果、皮膚や粘膜の血管、特に外陰部の血管の拡張をきたすことになります。また、仙髄（脊髄の一部）に存在する勃起中枢の興奮を亢進させる作用も有するとされます。以上の理由からこの化合物はわが国でも催淫薬として応用されることがあるのですが、その有効量は中毒量に近いといわれます。

ヨヒンビン

注意が必要な民間薬関連の動物・微生物および鉱物

　ここでは動物やキノコを含む微生物、そして、鉱物由来の注意を要する民間薬について述べます。もっとも亜ヒ酸のように、ごく古い時代に薬として使われていて、その後はシロアリ退治に使われていたものの、現在では民間では使われていない（近代的医薬としての応用はあります）ようなものについても述べています。

■亜ヒ酸：薬としての利用も

　ヒ素の酸化物の1つに亜ヒ酸（三酸化二ヒ素）というものがあります。亜ヒ酸は毒物に指定されていますが、医薬品や染料、殺鼠剤、殺虫剤、除草剤、印刷用インク、毒ガスなどの生産に応用されてきました。

　亜ヒ酸を民間薬の本で取り扱うのは場違いと思われるかもしれませんが、実はヨーロッパにおいてはトファナ水という化粧水があり、美白のために使用していたそうです。しかし、なんとも危険な化粧水です。一方、この化粧水にはほかに本来の目的もあったようで、化粧水といいつつ、用がなくなった男性を殺害するのに使用していた可能性も高いというのです。とすれば、こんなにおそろしい民間薬もないでしょうね。なお、中世のボルジア家にはカンタレラという毒が伝わっており、死んだ豚の腹に亜ヒ酸などを入れてつくるらしいのですが、実質は亜ヒ酸そのものでしょう。このカンタレラで暗殺された人々の数はかなりにのぼるといわれます。

　亜ヒ酸を大量に服用すると、胃の激痛、コレラ様の下痢を起こして急死します。ヒ素は酵素のSH基に強く結合し、非特異的

な（阻害する対象を選ばぬ）酵素阻害作用を示します。亜ヒ酸の
ヒトに対する致死量は200〜300mg/人とされます。一方、亜ヒ
酸を少量ずつ服用すると、末梢神経障害、肝臓や腎臓の障害、
食欲不振などが起き、全身衰弱で死に至ります。1998年の夏、
和歌山県で起きたヒ素入りカレー事件（和歌山毒物カレー事件）
は亜ヒ酸の急性中毒によるものでした。この事件では夏祭りにだ
されたカレーライスを食べた67人が中毒を起こし、4人の尊い命
が奪われました。

　亜ヒ酸は無味無臭であり、食べ物に混ぜての暗殺にはまさに
うってつけの化合物です。しかし、その検出法が確立されてから
は、亜ヒ酸による犯罪はすぐに足がつくため、「愚者の毒」ともい
われるようになりました。現在、ヒ素の検出はさらに鋭敏になっ
ているうえ、ヒ素は皮膚や骨によく蓄積し、死亡後何年経っても
検出が可能です。

■雄黄：硫化ヒ素化合物

　756年（天平勝宝八歳）、先帝の聖武天皇（すでに退位して孝謙
天皇に位をゆずっていました）が亡くなった七七忌に、光明皇太
后は大仏に天皇遺愛の品々を奉納します。それらを納めたのが
正倉院ですが、そのなかには60種の薬物もありました。これを正
倉院薬物と称し、そのリストは一般に『種々薬帳』と称されて残
っています。そして、現在もそのうち38種類の薬物が現存してい
るといいます。

　一方、正倉院には『種々薬帳』に記載された以外の薬物も奉納
されていて、これらを帳外薬物といいます。正倉院は北倉と南倉
に分かれていることから、それらは、北○○番や南○○番などと
いうふうに呼ばれています。そのなかに北111番と呼ばれている

生薬があり、その名前は**雄黄**（または雄黄）とされています。ただしこれを調べた結果、わが国で鉱物学的にはAs_2S_3で示される雄黄ではなく、AsS、またはAs_4S_4で示される鶏冠石であるといいます。北111番は鶏卵のような形に成型されてある種の不気味さがありますが、いったいなにに使われたのでしょうか。

中国には古くから不老不死の思想が存在し、紀元前3〜4世紀に成立したといわれる書物である『周礼』には、水銀やヒ素などを含む鉱物が「五毒」と称する薬として記載されています。病気をもたらす悪霊に打ち勝つには、このような薬（毒）が必要というわけです。そして雄黄は、この五毒のうちの1つです。ちなみに五毒とは、雄黄・礜石（硫砒鉄鉱）・石膽・（硫酸銅）・丹砂（硫化水銀）・慈石（酸化鉄）です。この五毒の考えに道教の思想が加わって不老不死の薬をつくりだす煉丹術へとつながり、次項に述べる丹薬の創製となりました。

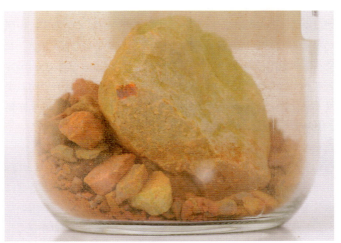

雄黄（日本薬科大学漢方資料館蔵）

■水銀化合物：かつては不老不死の妙薬と思われていた

　丹薬とは水銀と硫黄の化合物である硫化第二水銀（HgS）のことであり、天然には丹砂（辰砂）としても産出します。「草木は薬になるとはいえ、燃やしてしまえば灰となってしまう。それに対して、鉱物である丹薬は、千変万化してまたもとの姿に戻り、生命が絶えることがない」というのが、不老不死の妙薬であるという丹薬服用を支える根本思想です。赤い粉末である硫化第二水銀を400℃で加熱し蒸留すると液状の水銀が得られますが、この水銀を空気中300℃に加熱すると空気中の酸素と化合して赤〜黄色粉末である酸化第二水銀となり、このものも温度を上げ、400℃で加熱し蒸留するとふたたび水銀が得られます。さらにこの水銀を硫黄と反応させるとまたもとの硫化第二水銀に戻ります。このように千変万化してまたもとの化合物に戻る硫化第二水銀に、古代の人々は永遠の命を感じたのでしょう。

　現代的な視点から見れば、水銀化合物は不老不死の妙薬などではなく、明らかに毒性が心配される物質です。それなのに中国の唐の時代には、歴代の皇帝20世のうち少なくとも6人が、おそらく水銀化合物の中毒のために生命を落としています。しかし、現代のわれわれも同じような誤りを犯していないとは言い切れません。体によいと思って妙なものを服用していないか見直す必要があるように思います。

■テオナナカトル：活性成分はセロトニンと似た化学構造

　幻覚作用を有する成分を含むサイロシベ属に属するキノコは、北米大陸中央部、中米、南米大陸北部、そしてヨーロッパなどに広く分布しています。しかし、このキノコを幻覚剤として用いているという報告があるのは、メキシコおよびグァテマラにかぎられるようです。これらの地域では、このキノコをテオナナカトルと

称して宗教儀式に用いてきたのです。

　サイロシベ属のキノコの幻覚作用を呈する主成分としてサイロシビン、そして微量成分としてサイロシンが得られています。サイロシビン、サイロシンのいずれもその化学構造は、脳内伝達物質として重要なアルカロイドであるセロトニン（5-HT）に類似しています。これらの化合物の化学構造を並べて記載してみました。

　サイロシビンやサイロシンが含まれているキノコはわが国にもけっこうあり、これらの幻覚成分が含まれるキノコはかつてマジックマッシュルームと総称されて、特にインターネットによる売買がさかんに行われた時期がありました。しかし1990年になって、これらのキノコは「麻薬および向精神薬取締法」により「麻薬原料植物」として取り締まりの対象となりました。

　マジックマッシュルームを使用したあと、長期間に渡って中枢神経系の異常など、不快な症状に悩まされているという事例もあ

サイロシビン、サイロシンとセロトニンの
化学構造比較

るといいます。これらは危険なキノコであり、含まれている幻覚物質は危険な化合物であるとみなすべきです。困るのは、これらのキノコはけっこう身近にも存在するということで、「麻薬原料植物」であるため、たとえ知らずに所持していただけでも処罰の対象になる可能性があります。ちなみに、2005年10月には、首相官邸にヒカゲシビレタケ（マジックマッシュルームの1つ）が生えていて話題となったこともありました。いずれにせよ当局は柔軟に対応するとはいうことですが……。

■**バッカク**：のちにはLSDへ生まれ変わる

子嚢菌の一種のバッカク菌がライ麦などに寄生すると、ちょうどネズミの糞のような形と色をした**バッカク**（麦角）と称される菌核が生じます。

麦角は、かつては恐怖の対象でした。なぜなら、この菌に冒されたライ麦を口にした人々が、次々に手足が侵される奇病におちいったからです。麦角は血管を収縮させて手足への血行を妨げ、ついには壊疽を引き起こします。麦角中毒に陥ると、初め四肢に強い熱感をともない、やがて手足が黒ずんできて、焼け焦げたように少しの血も流れずに失うのです。しかも、この病気は聖アンソニー修道院への巡礼によって治ることから「聖アンソニーの火」と呼ばれるようになりました。しかし実際には、麦角におかされた地域を離れることによってこの中毒をまぬがれたものと考えられます。さらに修道院が配布するパンを食べていると治るという理由も、修道院では麦角におかされた劣悪なライムギパンを食べなくてもいい恵まれた条件下にあったためであると思われます。

一方で、ヨーロッパの助産婦たちは、麦角を子宮収縮促進の目

的で古くから応用していました。これは麦角の民間薬的な利用といってよいでしょう。そして、のちに麦角が近代科学研究の対象とされた結果、麦角の子宮収縮成分として単離されたアルカロイドの共通の母核はリゼルグ酸と命名されました。

スイスのサンド社においてリゼルグ酸関連化合物の研究をしていたA.ホフマン（1906〜2008）はリゼルグ酸由来の半合成化合物の1つとしてジエチルアミド誘導体を調製しました。この化合物こそ麻薬のLSDでした。LSDにより、視覚、聴覚、時間、空間の感覚、感情などの大脳の作用が狂います。これは、LSDが大脳内の神経伝達物質であるセロトニン（5-HT）に化学構造が似ているためであると考えられていますが、幻覚作用の現れる作用機序の詳細は不明です。

LSDは人間の脳の研究に役に立つと思われたこともありましたが、現在、LSDは、モルヒネおよびその誘導体のヘロイン、コ

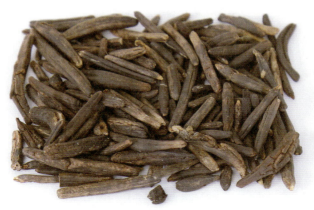

バッカク（日本薬科大学漢方資料館蔵）

カイン、さらに覚せい剤などとともに、社会問題にまで発展するアルカロイドの1つとなりました。LSDは、日本では1970年に麻薬に指定されています。

エルゴタミン　　　　$R_1 = CH_3, R_2 = CH_2C_6H_5$
エルゴクリスチン　　$R_1 = CH(CH_3)_2, R_2 = CH_2C_6H_5$
エルゴコルニン　　　$R_1 = R_2 = CH(CH_3)_2$

リゼルグ酸　$R = OH$
LSD　　　　$R = N(CH_2CH_3)_2$
エルギン　　$R = NH_2$

LSD　　　セロトニン（5-HT）

LSDと脳内の神経伝達物質の1つであるセロトニン
（5-HT）の化学構造の類似性

※太線はセロトニンの化学構造に相当するところを示します。
LSDによる幻覚状態とセロトニンの消長は関係が深いといわれます

■ **ヤドクガエル**：美しいカエルだが毒がある

　南米にはコーコイという、皮膚から有毒物質を分泌するカエルが棲息しており、現地の人びとはその分泌物を矢毒として用いてきました。このカエルの有毒物質は米国の国立衛生研究所（NIH）で研究され、1969年に主たる有毒成分としてアルカロイドのバト

ラコトキシンが報告されました。

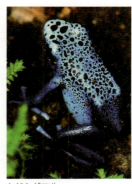

バトラコトキシンは、ステロイド系化合物に窒素が取り込まれた形を有しています。バトラコトキシンのLD_{50}値は2mg/kg(マウス皮下注)と強力です。またバトラコトキシンの副成分としてホモバトラコトキシンも得られています。ホモバトラコトキシンのLD_{50}値も3mg/kg(マウス皮下注)と報告されており、これらのバトラコトキシン類の

ヤドクガエル

毒性はこれまでに人類が遭遇した毒のなかでもかならずや10指に入るのではないかと思われるほど強いものです。

バトラコトキシン類は、ナトリウム(Na^+)チャネルの入口近いところに結合し、再分極を遅延させ、脱分極の状態を保つために神経を異常に興奮させます。一方、矢毒ガエルはそのナトリウムチャネルがバトラコトキシン類に感応しないために、みずからはこの毒作用の影響を受けないことが知られています。

バトラコトキシン　　　$R = CH_3$
ホモバトラコトキシン　$R = CH_2CH_3$

おわりに

　この本の原稿執筆終盤に至った10月5日、2015年のノーベル医学・生理学賞の受賞者に北里大学の大村智先生（1935〜）が選ばれたというニュースが飛び込みました。アメリカのメルク社との共同でイベルメクチンを開発した功績によります。かつての門人の1人として心からお慶び申し上げる次第です。

　私は幼いころから園芸が好きでしたが、薬草や薬に特に興味をいだいていたわけではありませんでした。ただ、ずっと植物とつきあいたくて東北大学薬学部（当時は医学部薬学科）に入学しました。薬学には生薬学や薬用植物学という植物を対象とした学問のあることを知ったからです。このもくろみは大当たりし、薬学のとりこになりました。どうやら私は植物の生態や生理、育種や生産ではなく「植物の文化的側面」に興味があったらしく、薬学はまさにそういう願望をかなえてくれる学問領域でした。

　私が入学した当時の東北大学薬学部は、綺羅、星の如くの教授陣のもと、本当に充実した教育が行われていて、よいときによいところに入学しました。さらには、その後のイリノイ大学薬学部留学により、先ごろ共著で*ALKALOIDS*（Academic Press）を上梓したGeoffrey A. Cordell教授（現在、イリノイ大学名誉教授）という師を得ました。一方、この留学前後の合計約1年間、そのころ少々興味をもち始めた抗生物質の研究手法を知りたいと思って飛び込んだ東北大学医学部細菌学教室の石田名香雄教授（のちに東北大学総長／仙台市名誉市民）の御推薦で、東京都港区の北里研究所に奉職、そこで今回のノーベル賞受賞者の大村智先生のもと、抗がん性抗生物質の探索研究に従事する機会を得ることになったわけです。

子供時代から園芸植物には興味をもっていても薬草や薬にはとんと興味のなかった私ですが、薬草好きだった祖父母の隔世遺伝と、出会ったすばらしい先生方の薫陶のおかげでしょうか、いつしか「薬草や薬の研究」にどっぷりと身を浸すことになりました。祖父（船山栄七、『民間療法』の著者）は私が大学4年生のときに、祖母は私が大学院博士課程を修了したときにそれぞれ天寿をまっとうしましたが、孫が民間薬の本を上梓することを喜んでくれていることでしょう。2人ともお酒をたしなみ、晩年には山形駅近くの薬草の香りのただよう部屋で、訪ねた私を加えて3人、湯のみ茶碗で酒を酌み交わすことがよくありました。あまり感情をあらわにしない祖父母でしたが、その機会をとても喜んでいた雰囲気はよくわかりました。この書を謹んで祖父母の霊にささげたいと思います。

　この本の執筆の御提案をいただいてから実に長い時間を費やしてしまいました。サイエンス・アイ新書の益田賢治編集長には大変に御迷惑・御心配をおかけしましたことをお詫び申し上げるとともに、編集に御尽力たまわりましたことに厚く御礼申し上げます。また、日本薬科大学木村孟淳記念漢方資料館所蔵の資料の撮影に際し、同大学の山路誠一准教授、糸数七重講師、そしてカメラマンの市原達也氏のご協力をたまわりました。記して感謝いたします。さらに、卒業研究を通して、私に民間薬のさまざまな側面を考える機会を与えてくれた研究室配属学生諸君、執筆活動を静かに見守ってくれている家族にも感謝いたします。

　　　母の三十三年忌法要のために訪れた錦秋の山形市にて
　　　　　　　　　　　　　　　2015年11月　著者識

索 引

あ

アカネ	160
アサガオ	161
アジサイ	40
アスピリン	10
亜ヒ酸	187
アヘン	164
アロエ	94
イカリソウ	41
医食同源	19
イチョウ	42
イネ	44
イブプロフェン	10
イモリ	80
インドジャボク	96
インヨウカク	41
ウコン	97
ウバイ	46
ウメ	46
塩附子	179
オウギ	99
オウバク	110
オウレン	100
オオイタドリ	47
雄黄	188
オオバコ	101
オトギリソウ	48
オモト	162

か

カイニンソウ	101
ガイヨウ	76
カキ	156
カキノキ	49
かつお節	81
カッコン	114
葛根湯	10
家庭薬	16
ガマの油	82
カラスビシャク	102
カリン	51
カンキョウ	131
カンゾウ	104
漢方薬	11
漢方用薬	14
キキョウ	105
キキョウコン	105
キク	106
キカカ	107
キササゲ	108
キナノキ	109

キハダ	110
キャベツ	51
キュウリ	52
キョウチクトウ	163
キョウニン	154
クコ	112
クコシ	112
クジン	118
クズ	114
クチナシ	115
クマ	157
クララ	117
ケイヒ	140
ケシ	164
ケロリン	10
ケンゴシ	161
ゲンノショウコ	22、118
コウカ	147
ゴウカイ	80
コウジカビ	157
紅茶キノコ	83
コカ	165
コクサギ	52
黒附片	180
ゴシツ	144
コショウ	53
ゴボウ	119
ゴボウシ	119
ゴマ	56
コンフリー	167

さ

サイコン	160
サクラ	57
ザクロ	58
サフラン	120
サルトリイバラ	121
サンキライ	121
サンシシ	115
サンショウ	122
三大民間薬	22
シイタケ	85
ジギタリス	168
ジコッピ	112
シコン	152
シソ	126
シテイ	51
シャクナゲ	169
シャクヤク	126
ジャコウ	85
シャゼンシ	101

198

シャゼンソウ	101
ショウガ	129
ショウキョウ	130
ジョウサン	52
生薬	11、14
ジリュウ	90
スイカ	58
水銀加工物	190
スイセン	170
セイヨウシロヤナギ	132
正露丸	10、111
セキリュウヒ	58
センソ	82
センブリ	22、134
ソヨウ	126

た

ダイコジョウ	47
タイサン	66
ダイズ	59
大麻	170
タケニグサ	61
タバコ	172
タラ	158
陀羅尼助	10、110
チドメグサ	61
チャ	62
チョウセンアサガオ	174
チンシュ	32
チンピ	150
テオナナカトル	190
トウガラシ	135
トウゴマ	177
トウニン	154
トウモロコシ	64
独参湯	143
ドクダミ	22、136
ドジョウ	86
トチノキ	64
トチュウ	138
トリカブト	178

な

ナンテン	64
ニチニチソウ	139
ニッケイ	140
ニンジン	142
ニンニク	65
ネギ	68

は

ハーブ	18
バイケイソウ	181
配置薬	16
ハエトリシメジ	86
ハッカク	140
バッカク	192
バニラ	140
ハブ	89
ハマナス	68
ハンゲ	103
バンショウ	136
ヒガンバナ	182
ヒトヨタケ	87
ヒナタイノコズチ	144
ビワ	70
ビンロウジ	146
フジバカマ	70
ヘクソカズラ	70
ヘチマ	71
ベニバナ	147
ボタンピ	127
ホップ	72
ボレイ	156
本草綱目	37

ま

マオウ	149
マシニン	171
マゴタロウムシ	88
マタタビ	73
マチンシ	183
マムシ	89
ミカン	150
ミミズ	90
ミョウガ	75
ムカデ	91
ムラサキ	152
メスカルボタン	185
モモ	154

や

薬食同源	19
薬毒同源	159
ヤドクガエル	194
ユウタン	157
ヨヒンベ	186
ヨモギ	76

ら

リュウタン	155
リンゴ	77
リンドウ	155
レモン	78
ロートコン	176
ロクジョウ	92
六神丸	82

凡 例

1) 特に断りのないかぎり、この本において日本薬局方とでているのは2011年（平成23年）に公布された第十六改正日本薬局方を指します。
2) 生薬学領域では生薬の材料となる植物を「基原植物」と書く習慣があります。そのため、この本でもこの表現を使っているところがあります。
3) 各植物の属する科名については和名のみを示すことにしました。属名については、原則として和名のみを示し、和名のないものについては、ラテン名を示してあります。なお、植物の属する科名については、大場秀章編著『植物分類表』（アボック社、2011年）によりました。
4) 化合物名は特別な場合を除き、和名のみを示します。
5) 文献からの引用については以下のようにしてあります。
    (1) 単行本については、本文中に（著者名、出版年、必要な場合は掲載頁も）のみを括弧内に示し、巻末の参考文献一覧には、文献名、出版社名、出版年などのよりくわしい情報も掲載してあります。
    (2) 雑誌論文については、本文中に（筆頭著者名、刊行年）のみを括弧内に示し、巻末の参考文献一覧には、論文標題や全著者名、雑誌名、巻数、掲載頁などのよりくわしい情報も掲載してあります。
6) 撮影に使用した丸い磁器の皿の直径は10.5cmです。
7) 写真のキャプションには「日本薬科大学漢方資料館」と略記していますが、正式名称は「日本薬科大学木村孟淳記念漢方資料館」です。
8) この本には「キチガイナスビ」などといった表現もありますが、これはたんに植物の別称など事実関係を示しただけのもので、人権を損なう意図はいっさいないことをお断りいたします。
9) この本では、種々の化合物の（薬としての）作用を述べたところもあります。しかし、その記述はあくまでも学問上の知見として述べているものです。よって、「はじめに」でもふれていますが、これらの記述をうのみにして自己または他人に応用されないように特に注意をうながしたく思います。基本的に薬物の各種治療への応用は、その専門家の判断にゆだねるべきであることを強調しておきます。

第十六改正日本薬局方生薬等一覧（全276品目）

- アカメガシワ
- アセンヤク
- アセンヤク末
- アヘン・トコン散
- アマチャ
- アマチャ末
- アラビアゴム
- アラビアゴム末
- アロエ
- アロエ末
- アンソッコウ
- アンモニア・ウイキョウ精
- イレイセン
- インチンコウ
- インヨウカク
- ウイキョウ
- ウイキョウ末
- ウイキョウ油
- ウコン
- ウコン末
- ウヤク
- ウワウルシ
- ウワウルシ流エキス
- エイジツ
- エイジツ末
- エンゴサク
- エンゴサク末
- オウギ
- オウゴン
- オウゴン末
- オウセイ
- オウバク
- オウバク末
- パップ用複方オウバク散
- オウバク・タンナルビン・ビスマス散
- オウレン
- オウレン末
- 黄連解毒湯エキス
- オンジ
- オンジ末
- カゴソウ
- カシュウ
- ガジュツ
- カッコウ
- カッコン
- 葛根湯エキス
- カッセキ
- カノコソウ
- カノコソウ末
- 加味逍遥散エキス
- カロコン
- カンキョウ
- カンゾウ
- カンゾウ末
- カンゾウエキス
- カンゾウ粗エキス
- カンテン
- カンテン末
- キキョウ
- キキョウ末
- キキョウ流エキス
- キクカ
- キササゲ
- キジツ
- キョウカツ
- キョウニン
- キョウニン水
- クコシ
- クジン
- クジン末
- 苦味チンキ
- ケイガイ
- 桂枝茯苓丸エキス
- ケイヒ
- ケイヒ末
- ケイヒ油
- ケツメイシ
- ケンゴシ
- ゲンチアナ
- ゲンチアナ末
- ゲンチアナ・重曹散
- ゲンノショウコ
- ゲンノショウコ末
- コウイ
- コウカ
- コウジン
- コウブシ
- コウブシ末
- コウベイ
- コウボク
- コウボク末
- ゴオウ
- ゴシツ
- 牛車腎気丸エキス
- ゴシュユ
- ゴボウシ
- ゴマ
- ゴミシ
- コロンボ
- コロンボ末
- コンズランゴ

コンズランゴ流エキス	ショウキョウ	タクシャ
サイコ	ショウキョウ末	タクシャ末
柴胡桂枝湯エキス	小柴胡湯エキス	チクセツニンジン
サイシン	ショウズク	チクセツニンジン末
柴朴湯エキス	小青竜湯エキス	チモ
柴苓湯エキス	ショウマ	チョウジ
サフラン	シンイ	チョウジ末
サンキライ	真武湯エキス	チョウジ油
サンキライ末	セッコウ	チョウトウコウ
サンザシ	焼セッコウ	釣藤散エキス
サンシシ	セネガ	チョレイ
サンシシ末	セネガ末	チョレイ末
サンシュユ	セネガシロップ	チンピ
サンショウ	センキュウ	テンマ
サンショウ末	センキュウ末	テンモンドウ
サンソウニン	ゼンコ	トウガシ
サンヤク	センコツ	トウガラシ
サンヤク末	センソ	トウガラシ末
ジオウ	センナ	トウガラシチンキ
シゴカ	センナ末	トウガラシ・サリチル酸精
ジコッピ	センブリ	トウキ
シコン	センブリ末	トウキ末
シツリシ	センブリ・重曹散	トウニン
シャクヤク	ソウジュツ	トウニン末
シャクヤク末	ソウジュツ末	トウヒ
芍薬甘草湯エキス	ソウハクヒ	トウヒシロップ
ジャショウシ	ソボク	トウヒチンキ
シャゼンシ	ソヨウ	ドクカツ
シャゼンソウ	ダイオウ	トコン
十全大補湯エキス	ダイオウ末	トコン末
苦味重曹水	複方ダイオウ・センナ散	トコンシロップ
ジュウヤク	大黄甘草湯エキス	トチュウ
シュクシャ	無コウイ大建中湯エキス	トラガント
シュクシャ末	タイソウ	トラガント末

- ニガキ
- ニガキ末
- ニクズク
- ニンジン
- ニンジン末
- ニンドウ
- バイモ
- バクモンドウ
- 麦門冬湯エキス
- 八味地黄丸エキス
- ハチミツ
- ハッカ
- ハッカ水
- ハッカ油
- ハマボウフウ
- ハンゲ
- 半夏厚朴湯エキス
- ビャクゴウ
- ビャクシ
- ビャクジュツ
- ビャクジュツ末
- ビワヨウ
- ビンロウジ
- ブクリョウ
- ブクリョウ末
- ブシ
- ブシ末
- ベラドンナコン
- ベラドンナエキス
- ヘンズ
- ボウイ
- ボウコン
- ボウフウ
- ボクソク
- ボタンピ
- ボタンピ末
- 補中益気湯エキス
- ホミカ
- ホミカエキス
- ホミカエキス散
- ホミカチンキ
- ボレイ
- ボレイ末
- マオウ
- マクリ
- マシニン
- モクツウ
- モッコウ
- ヤクチ
- ヤクモソウ
- ユウタン
- ヨクイニン
- ヨクイニン末
- 六君子湯エキス
- リュウガンニク
- リュウコツ
- リュウコツ末
- リュウタン
- リュウタン末
- リョウキョウ
- 苓桂朮甘湯エキス
- レンギョウ
- レンニク
- ロジン
- ロートコン
- ロートエキス
- ロートエキス散
- ロートエキス・アネスタミン散
- ロートエキス・カーボン散
- 複方ロートエキス・ジアスターゼ散
- ロートエキス・タンニン坐剤
- ロートエキス・パパベリン・アネスタミン散
- ローヤルゼリー

参考文献

- 朝日新聞社編(1975〜1978)『世界の植物』朝日新聞社
- 朝日新聞社編(1994〜1997)『植物の世界』朝日新聞社
- 朝日新聞社編(1992)『薬草毒草300』朝日新聞社
- 天野宏(2009)『薬の雑学事典』講談社文庫
- 荒記俊一編(2002)『中毒学』朝倉書店
- 有吉佐和子(1970)『華岡青洲の妻』新潮社
- 安藤博・田中孝治(1972)『薬になる花』朝日新聞社
- 飯島裕一(2001)『健康ブームを問う』岩波新書
- 生田哲(2003)『サプリメントの利用法と落とし穴』講談社
- 伊佐山芳郎(1999)『現代たばこ戦争』岩波新書
- 伊沢凡人(1962)『漢方薬の知識と利用法』実業之日本社
- 石川元助(1963)『毒矢の文化』紀伊國屋書店
- 石川元助(1965)『毒薬』毎日新聞社
- 伊藤章治(2008)『ジャガイモの世界史』中公新書
- 糸川秀治(2001)『薬用植物へのいざない』裳華房
- 岩井和夫・渡辺達夫編(2000)『トウガラシ―辛味の科学』幸書房
- 「飲食物・嗜好品と医薬品の相互作用」研究班編(1998)『飲食物・嗜好品と医薬品の相互作用』じほう
- 上田三平、三浦三郎編(1972)『日本薬園史の研究』渡辺書店
- 植松黎(1997)『毒草の誘惑』講談社
- 植松黎(1999)『ニッポン列島毒殺事件簿』角川書店
- 植松黎(2000)『毒草を食べてみた』文春新書
- 宇賀田為吉(1973)『タバコの歴史』岩波書店
- K.N.ウドゥパ、木村訳(1990)『アーユルヴェーダ』たま出版
- 大久保忍(1995)『身体に即効!「民間療法」』三笠書房
- 大久保増太郎(1995)『日本の野菜』中央公論社
- 大熊規矩男(1961)『タバコ』現代教養文庫、社会思想研究会出版部
- 大熊規矩男(2003)『日本のタバコ』現代教養文庫, 社会思想社
- 大塚滋(1975)『食の文化史』中公新書
- 大場秀章(1997)『江戸の植物学』東京大学出版会
- 大屋喜重(2002)『「健康食品」ここが危険信号』小学館文庫
- 大山澄太・東丈夫(1974)『クコ健康法』主婦の友社
- 岡崎寛蔵(1976)『くすりの歴史』講談社
- 岡西為人(1977)『本草概説』創元社
- 岡部進(2007)『くすりの発明・発見史』南山堂
- 奥田拓道(1987)『和漢薬』中央公論社
- E・カイザー、小原正明訳(1977)『パラケルススの生涯』東京図書出版
- 門崎允昭(2002)『アイヌの矢毒・トリカブト』北海道出版企画センター
- 蒲谷茂(2011)『民間療法のウソとホント』文藝春秋
- 刈米達夫(1973)『世界の民間薬』廣川書店
- 川島祐次(1993)『朝鮮人参秘史』八坂書房
- 川鍋亮(2003)『フルーツ薬効学』中央公論新社
- 北岡正三郎(2011)『物語 食の文化』中央公論新社
- 木村雄四郎(1975)『和漢薬の世界』創元社

- 清原重巨 (1989)『草木性譜・有毒草木図説』八坂書房
  ※オリジナルはそれぞれ3巻、2巻本として1827年発行
- 銀河書房 (1993)『木曽御嶽百草物語』銀河書房
- 倉野憲司校註 (1963)『古事記』岩波書店
- 小泉榮次郎 (1987)『黒焼の研究』谷口書店
- 小泉榮次郎 (1910)『増訂和漢薬考』生生舎出版部
- 後藤實、山田光胤監修 (2005)『くらしの生薬』たにぐち書店
- 小林貞作 (1986)『ゴマの来た道』岩波書店
- 小湊潔 (1972)『にんにくの神秘』義文社
- 齋藤實正 (1977)『オリザニンの発見－鈴木梅太郎伝』共立出版
- 佐佐木信綱編 (1991)『新訓万葉集 上・下』岩波文庫
- 指田豊 (2001)『薬草の散歩道 薬になる野の花・庭の花100種』NHK出版
- 佐竹元吉・伊田喜光 (2001)『漢方210処方生薬解説－その基礎から運用まで』じほう
- 佐竹元吉監修 (2012)『日本の有毒植物』学研教育出版
- 佐藤慶一 (1995)『伊達政宗の手紙』新潮社
- 三乃丞伊藤伊兵衛・伊藤伊兵衛、加藤要校注 (1976)『花壇地錦抄』東洋文庫
- 柴田承二監修 (2000)『図説正倉院薬物』中央公論社
- 島薗順雄・万木庄次郎 (1955)『ビタミン[Ⅰ][Ⅱ]』共立出版
- 清水藤太郎 (1949)『日本薬学史』南山堂
- 白幡洋三郎 (2005)『プラントハンター』講談社
- 鈴木昶 (1991)『江戸の妙薬』岩崎美術社
- 鈴木昶 (1994)『古川柳くすり箱』青蛙房
- 鈴木昶 (1999)『伝承薬の事典』東京堂書店
- 鈴木昶 (2005)『日本の伝承薬－江戸売薬から家庭薬まで』薬事日報社
- 鈴木昶 (2005)『川柳くすり草紙』薬事日報社
- 鈴木昶 (2006)『川柳くすり百景』薬事日報社
- 鈴木昶 (2013)『日本医家列伝－鑑真から多田富雄まで』大修館書店
- 瀬川至郎 (2002)『健康食品ノート』岩波書店
- 宗田一 (1993)『日本の名薬』八坂書房
- 高橋輝和 (2002)『シーボルトと宇田川榕庵－江戸蘭学交遊記』平凡社
- 高山一彦編・訳 (1971)『ジャンヌ・ダルク処刑裁判』現代思想社
- 竹内淳子 (2004)『紅花』法政大学出版局
- 竹内淳子 (2009)『紫』法政大学出版局
- 立川昭二 (1976)『日本人の病歴』中央公論新社
- 立川昭二 (1989)『病いの人間史』新潮社
- 立川昭二 (2001)『養生訓の世界』日本放送出版協会
- 立川昭二 (2013)『明治医事往来』講談社
- 辰野高司 (1966)『日本の薬学』紀伊國屋
- 玉川信明 (1973)『風俗越中売薬』巧玄出版
- N. Taylor、難波恒雄・難波洋子訳注 (1972)『世界を変えた薬用植物』創元社
- 天理圖書館善本叢書和本の部編集委員会編 (1977)『香要抄・薬種抄』八木書店
- 土井康弘 (2008)『本草学者平賀源内』講談社
- B.S.ドッジ、白幡節子訳 (1988)『世界を変えた植物』八坂書房
- C.J.Sトンプソン、駒崎雄司訳 (1998)『香料文化誌－香りの謎と魅力』八坂書房
- アマール・ナージ (1997)『トウガラシの文化誌』晶文社
- 内藤裕史 (2001)『中毒百科－事例・病態・治療』南江堂
- 内藤裕史 (2007)『健康食品・中毒百科』丸善

- 中井英夫(1975)『香りへの旅』平凡社
- 中尾佐助(1966)『栽培植物と農耕の起源』岩波書店
- 中尾佐助(1986)『花と木の文化史』岩波書店
- 中島祥吉(2006)『薬の生い立ち−モルヒネからインターフェロンまで−』薬事日報社
- 難波恒雄(1981)『花とくすり−和漢薬の話』八坂書房
- 難波恒雄・御影雅幸(1982)『身近な薬用植物』保育社
- 西村佑子(2006)『魔女の薬草箱』山と渓谷社
- 西山英雄(1963)『漢方薬と民間薬』創元社
- 日本薬局方解説書編集委員会編(2011)『第十六改正日本薬局方解説書』廣川書店
- 農文協編(1981)『民間療法−誰にもできる』農山漁村文化協会
- 春山行夫(1989)『クスリ奇談』平凡社
- 春山行夫(1989)『ビールの文化誌1・2』平凡社
- ハロルド・バーン、高木敬次郎・粕谷豊訳(1965)『くすりと人間』岩波書店
- エリス・ピーターズ、岡本浜江訳(1991)『修道士の頭巾』社会思想社
- 廣野卓(1998)『食の万葉集』中央公論新社
- ロバート・フォーチュン、三宅馨訳(1969)『江戸と北京』廣川書店
- 深井勉(2000)『ボルネオの森に秘薬を求めて』草思社
- 富士川英郎編(1981)『富士川游著作集5「民間薬」』思文閣
- 船山栄七(1972)『民間療法』明玄書房
- 船山信次(1992)『ファルマシア第28巻』日本薬学会、p.1131
- 船山信次(1993)『ファルマシア第29巻』日本薬学会、p.1144
- 船山信次(1998)『アルカロイド−毒と薬の宝庫』共立出版
- 船山信次(2003)『図解雑学 毒の科学』ナツメ社
- 船山信次(2007)『毒と薬の科学−毒から見た薬・薬から見た毒』朝倉書店
- 船山信次(2008)『毒と薬の世界史−ソクラテス、錬金術、ドーピング』中央公論新社
- 船山信次(2009)『アミノ酸−タンパク質と生命活動の化学』東京電機大学出版局
- 船山信次(2012)『毒−青酸カリからギンナンまで』PHP研究所
- 船山信次(2012)『毒草・薬草事典』SBクリエイティブ、サイエンス・アイ新書
- 船山信次(2013)『カラー図解 毒の科学』ナツメ社
- 船山信次(2015)『毒があるのになぜ食べられるのか』PHP研究所
- 本田正次、佐藤達夫、松田修監修(1972)『日本植物方言集(草本類篇)』八坂書房
- 真壁仁(1979)『紅と藍』平凡社
- 槇佐知子(1992)『食べものは医薬』筑摩書房
- 槇佐知子(1999)『日本の古代医術−光源氏が医者にかかるとき』文藝春秋
- 槇佐知子(2000)『くすり歳時記−古医学の知恵に学ぶ』筑摩書房
- 牧野富太郎(2002)『牧野植物随筆』講談社
- 牧野富太郎(2008)『植物記』筑摩書房
- 幕内秀夫(2011)『「健康食」のウソ』PHP研究所
- 増井幸夫、神崎夏子(2007)『植物染めのサイエンス』裳華房
- 町田忍(2002)『納豆大全』角川書店
- 町田忍(2003)『懐かしの家庭薬大全』角川書店
- 松木明知(2008)『華岡青洲と麻沸散』真興交易 医書出版部
- 水巻中正(1991)『くすりの文明誌』かんき出版
- 三谷茉沙夫(1992)『徐福伝説の謎』三一書房
- 宮城県医師会編(1979)『医療の言い伝え−〇〇〇題』宝文堂
- 三宅久雄(2004)『正倉院に見る鑑真和上の足跡』国宝鑑真和上展、166−168頁
- 宮里勝政(1993)『タバコはなぜやめられないか』岩波書店

- 三好基晴 (2008)『「健康食」はウソだらけ』祥伝社
- 村上光太郎 (1998)『よく効く民間薬』マキノ出版
- 村松剛 (1966)『ジャンヌ・ダルク』中央公論新社
- 森枝卓士 (2008)『日本の「伝統」食』角川書店
- 森島恒雄 (1970)『魔女狩り』岩波書店
- 安田齊 (1982)『薬草博物誌』東京大学出版会
- 矢部一郎 (1984)『江戸の本草－薬物学と博物学』サイエンス社
- 柳田友道 (1991)『うま味の誕生』岩波書店
- 山口博 (2014)『大麻と古代日本の神々』宝島社
- 山崎幹夫 (1995)『毒薬の誕生』角川書店
- 山崎光夫 (2001)『「赤本」の世界』文藝春秋
- 山田憲太郎 (1994)『香料の歴史』紀伊國屋
- 山西貞 (1992)『お茶の科学』裳華房
- 山脇悌二郎 (1995)『近世日本の医薬文化—ミイラ・アヘン・コーヒー』平凡社
- 吉岡信 (1994)『江戸の生薬屋』青蛙房
- 吉澤淑 (1991)『酒の文化誌』丸善
- 吉田光邦 (1969)『江戸の科学者たち』社会思想社
- 吉田光邦 (1987)『日本科学史』講談社
- 吉田よし子 (1988) 香辛料の民族学－カレーの木とワサビの木』中央公論新社
- 李時珍 (1930)『本草綱目』商務印書館
- E・リンドナー、羽賀正信、赤木満州雄訳 (1978)『食品の毒性字』講談社
- 渡辺武雄 (1982)『薬用昆虫の文化誌』東京書籍
- 渡辺勉 (2006)『健康食品 本当に役立つ使い方』洋泉社

- M. J. Balick, P. A. Cox, *Plants, People, and Culture*, Scientific American Library, New York (USA, 1996).
- J. Bruneton, *Toxic Plants*, Lavoisier Publishing Inc., Paris (France, 1999).
- S. Funayama and H. Hikino: Hypotensive Principles of *Diospyros kaki* Leaves; *Chem. Pharm. Bull.*, 27 (11): 2865-2868 (1979).
- S. Funayama, K. Yoshida, C. Konno and H. Hikino: Structure of Kukoamine A, A Hypotensive Principle of *Lycium chinense* Root Barks; *Tetrahedron Lett.*, 21 (14): 1355-1356 (1980).
- S. Funayama, K. Murata, T. Noshita: Quinoline Alkaloids of *Orixa japonica*; *Heterocycles*, 54 (2): 1139-1148 (2001).
- S. Funayama, G.A. Cordell, *Alkaloids – A Treasury of Poisons and Medicines*, Academic Press (USA, 2014).
- H. Hikino, S. Funayama and K. Endo: Hypotensive Principle of *Astragalus* and *Hedysarum* Roots; *Planta Medica*, 30 (4): 297-302 (1976).
- G. B. Mahady, H. H. S. Fong, N. R. Farnsworth, *Botanical Dietary Supplements: Quality, Safety and Efficacy*, Swets & Zeitlinger Pub. (The Netherlands, 2001).
- R. E. Schultes, A. Hofmann, *Plants of the Gods*, McGraw-Hill Book Company, New York (USA, 1979).

サイエンス・アイ新書
SIS-345

http://sciencei.sbcr.jp/

民間薬の科学
病気やケガに効く……
民間の言い伝えはどこまで科学的か!?

2015年12月25日　初版第1刷発行

著　者　船山信次
発行者　小川　淳
発行所　SBクリエイティブ株式会社
　　　　〒106-0032　東京都港区六本木2-4-5
　　　　　編集：科学書籍編集部
　　　　　　　　03(5549)1138
　　　　　営業：03(5549)1201
装丁・組版　株式会社エストール
印刷・製本　図書印刷株式会社

乱丁・落丁本が万が一ございましたら、小社営業部まで着払いにてご送付ください。送料小社負担にてお取り替えいたします。本書の内容の一部あるいは全部を無断で複写(コピー)することは、かたくお断りいたします。

©船山信次　2015 Printed in Japan　ISBN 978-4-7973-4232-1

SB Creative